對抗濕疹 有機皂生活

樹懶 × GreenSandy

再版序

《對抗濕疹・有機皂生活》出版後，感恩得到很多讀者的回饋，最大回響就是他們認識了類固醇反彈（上癮）現象！

據報章報道，今年6月，一個因濕疹造成的家庭慘劇的案主就曾提及自己受盡類固醇反彈的痛苦！很多濕疹患者反映屢醫無效，情況越見嚴重；看到本書描述的類固醇反彈情況，和自己或兒女的症狀十分相似，才醒覺平日常用的護理產品、依賴類固醇對人有多大傷害！

濕疹康復之路或長或短，看著不少人從濕疹的困境走出來，重獲新生，我們感到十分欣慰，也成為我們不斷前進的推動力。今次本書再版加印，希望更多人能閱讀後覺悟，重建身心靈健康的生活！

序一——濕疹皂初體驗

認識樹懶及其太太 Sandy，緣於工作，因為經營健康生活專門店的社企，與他們的理念相近，所以經朋友撮合，希望促成彼此合作。而自己一向也有用台灣的手工皂，相信天然潔膚對皮膚應該較好，但從台灣入貨很不方便，碳足印也太高，不夠環保，所以一直想找本地製造的。

與樹懶夫婦初次見面，他們説話不多，沒有硬銷自己的產品，只分享了他們的濕疹故事，我卻很能感受到他們的真誠及對產品質素的堅持。適逢那時我的頸項出現了一小塊濕疹，便向他們買了一塊紫草皂。用了第一天，那濕疹位置立即變平坦了，而且不再痕癢，感覺很神奇，我第一次感受到這手工皂的威力！我不是要神化手工皂的功效，也不是説手工皂是靈丹妙藥，而是想説這是真實的親身體驗；也有可能是濕疹初發較易控制之故，但平日用開的手工皂並沒有相同功效。之後我便一直採用樹懶肥皂至今，而樹懶及 Sandy 也常常提醒要控制濕疹不能單靠手工皂，還有很多生活細節、飲食及情緒上的配合。

我所認識的樹懶，真的很「樹懶」——説話動作都是慢條斯理的，臉上總帶着笑容，一副知足常樂的模樣。他不爭名逐利，不急功近利，從他的慢活心得及生活哲學可見，他不會為賺得更多而偷工減料，或使用防腐劑而達至產量極大化，他會反復做實驗和驗證產品效果，並聽取用家意見；他也樂於助人，甚至願意無償指導社福團體的庇護工場製作手工皂，讓弱勢社群得到更多工作機會。

他們都是有心人，出版《對抗濕疹：有機皂生活》，為的是分享自己對抗濕疹的心得及不同有機皂的功效，希望更多人可以不受濕疹或其他皮膚問題的折磨；更重要的是，讓讀者明白天然護膚對健康及環境的重要。現代都市人（包括以前的我）貪圖方便或誤信廣告使用品牌潔膚護膚品，卻沒有發現其化學成分正正是致敏原，即使附有醫生推薦的標籤，產品也含有防腐劑及化學物，對健康及環境造成很大傷害。

希望大家看完這本書，也考慮加入使用天然有機皂行列，對自己、對環境好一點！

新生精神康復會社會企業總經理
黃素娟

序二——用手工皂守護地球

嚴浩太太
賈楠

認識樹懶夫婦是在2012年的冬季，當時我的先生為「有線電視」拍攝關於健康生活的節目，其中一集與手工皂改善濕疹有關，主角正是樹懶一家。本來先生的工作和我沒有關係，但一聽說是這個主題，我就忍不住要去湊個熱鬧了。

自己對手工皂的熱愛源於對環境保育的關注：假設一個 3 人家庭每兩個月用完一瓶沐浴露和兩瓶洗手液，一年就會製造 18 個塑膠瓶垃圾；若以 2016 年底香港統計的家庭數目約為 250 萬來計算，一年廢棄的塑膠瓶竟多達 4,500 萬個！這對自然環境實在是一個很大的負擔。再者，大部分沐浴露和洗手液產品含有不少人工香料和化學劑，2016 年消費者委員協會就在沐浴露測試中驗出多個樣本含有二噁烷、防腐劑、甚至甲醛，它們不但對人體健康是潛在的威脅，而且物質無法被自然分解，對水源和土壤再次造成污染。

自從多年前意識到這些問題，我和先生便開始尋找對人與環境更友善的清潔用品，最終，我們找到了手工皂這個理想的選擇。對它的喜愛令我一度買了很多相關書籍來自行研究，又買了工具和材料落手落腳進行試驗和製作，最終還真的造出了一批成果，興奮地當成禮物分送給朋友們體驗，很有成就感。

做手工皂雖然充滿樂趣，但並不簡單：需要仔細地研究和計算配方，才能讓成品的軟硬度適中；更需要小心謹慎地打皂，讓油脂和鹼產生皂化反應——因為會接觸到強鹼性物質；完成的手工皂還不能馬上使用，需要耐心等待一個熟成過程，讓鹼值降低到對皮膚溫和的程度。對大部分人而言，獨自在家製作手工皂絕非易事。幸好有「樹懶肥皂」，它創造了香港本土成功的手工皂品牌，為關注健康和環保的人士提供了方便。現今，樹懶夫婦將寶貴的製皂經驗和配方集結成書，為志同道合者提供了指引和捷徑，真是大家的福氣。

我和家人使用「樹懶肥皂」已經很長時間，今年年初誕下小女時，還收到樹懶夫婦特意寄來適合坐月媽媽使用的生薑洗髮水和適合寶寶使用的手工皂，十分溫馨。生薑洗髮水讓沒有坐月子的先生也很受益——他的髮質偏軟，而這款洗髮水令頭髮不會坍塌在腦袋上，他相當高興。

還記得樹懶夫婦講述他們投身手工皂事業的初心：樹懶自己從讀初中開始就被濕疹困擾，試過很多方法卻無改善，索性不理，咬牙死忍，直到2006年寶寶出生，竟然也有濕疹，他說：「經過反思，我決定自己研究手工皂來改善皮膚問題。」因為樹懶本是理工科出身，大學經常做實驗，所以研究手工皂對他而言是輕車熟路，再加上有中醫學和有機種植的知識基礎，他便進一步在手工皂中加入草藥，讓手工皂變得更豐富和與眾不同。更難得的是，樹懶的太太Sandy對天然美容產品也有十多年經驗，於是夫婦二人成為濕疹護理產品的最完美拍檔。

多年前拜訪他們的那個下午，樹懶夫婦帶着樹熊寶寶在屋頂的香草園一邊悠閒散步，一邊觀察：什麼香草可以收割了、什麼蔬菜在結果子了、什麼蟲子在偷吃剛長出的嫩芽。這美好的親子時光，將成為孩子珍貴的童年回憶，也是充滿大愛的教育：我們不應為追求利益和方便而無止境地榨取地球資源和製造垃圾，環境的需要、自然的需要、其他物種的需要，都應該同樣被尊重，人類應該是地球的保育者。樹懶夫婦的手工皂不但令自己重拾健康，亦守護了他人與自然的健康，謝謝你們！

前言

十年前，兒子出生未滿月已出現嚴重濕疹，我和太太 Sandy 不約而同地去搜尋西醫以外的各種方法，去改善他的皮膚問題。喜愛天然美容的太太自學製作天然潤膚膏、中藥膏；而自小時候已患有濕疹的我就開始反思，並在工餘時鑽研自製手工皂。

「樹懶肥皂」的 Logo 就是源自我們這對濕疹父子，「樹懶」是緩慢卻謹慎的我，「樹熊」則是喜愛擁抱的兒子。濕疹兒子令我在自學製皂的路上有強大的推動力，即使沒有現成的手工皂配方，我也享受不斷的失敗和嘗試。同時因為喜歡中醫和有機耕種，我嘗試加了不同的草藥入皂，親身測試皂的好壞，自己也成為最先的受惠者。在不知不覺中，兒子不再受濕疹困擾，我也發現原來冬天可以不再痕癢！造皂經驗隨着年月累積，我看着不同配方的手工皂逐一誕生，覺得很有滿足感！

這些年來，我們遇上不少人都有濕疹問題，發現我們的手工皂和濕疹經驗原來可以幫助別人，更造就了我們的事業！在一般普羅大眾還沒認識手工皂的時候，推動綠色健康生活的周兆祥博士的太太便極力邀請我在綠色生活教育基金開辦 DIY 手工皂課程，期間亦穿針引線，讓不擅言談的我認識更多志同道合的合作者。

近年，手工皂也愈來愈流行，很多人作為一門手藝，製作各種造型可愛、色彩繽紛的手工皂。因為手工皂市場主要是女性，幾年來很多人叫我製造不同花款的皂來增加銷售量。但是，我堅持不造任何造型的手工皂，因為我將所有心思都花在手工皂的質量上，連皂邊都要磨滑，為的是避免刮到皮膚。我要造的是能改善皮膚問題的皂，就像做回自己，實而不華！所以，我會在書中

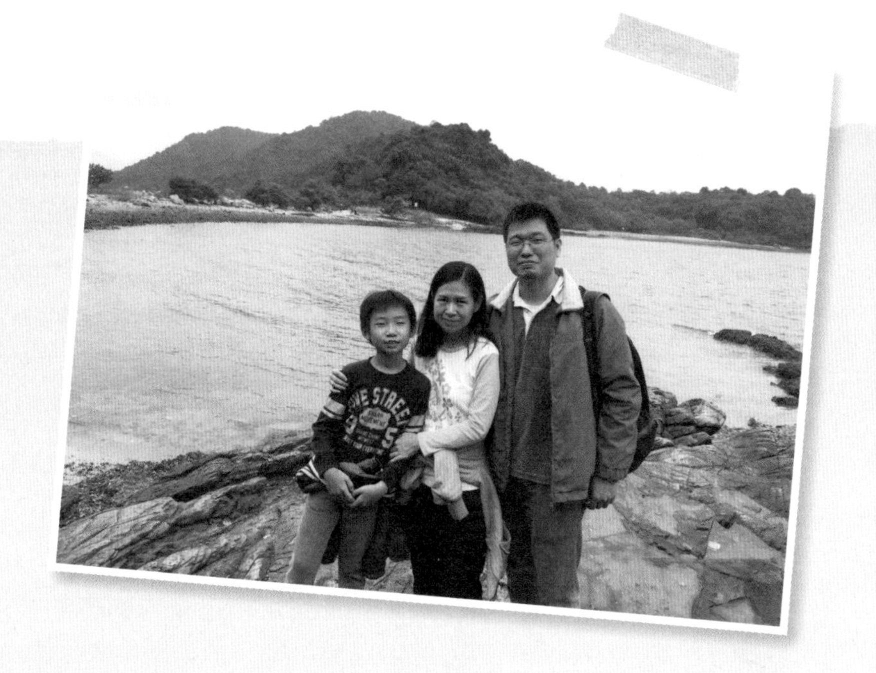

分享造皂的個人心得和獨特配方，Sandy 也會講及西醫絕少提及的類固醇反彈問題，希望日後有機會再撰寫內容更深入的濕疹書。

撰寫本書的期間，遇上業主加租迫遷，要在一個月內尋找地方搬舖；加上《蘋果日報》的訪問刊登後，客人洶湧而至，手工皂和濕疹產品一天內全部賣光，預訂的手工皂最快也要等六周才起貨，令我們忙得要命！但這一切都是最美麗的安排，我們順勢搬到租金差不多、卻起碼大一倍的工廈，好讓一直以來不夠地方製皂的問題能藉此解決。雖然地區沒以前那麼交通方便，但前來的客人仍然有增無減！

最後，要感謝一些單位和朋友。多謝出版社邀請我們撰寫這本書，以及編輯 Cat 的細心跟進和貼心幫忙。多謝新生精神康復會屬下的新生農場借出場地，讓我們進行整本書的拍攝工作；同時，也供應一些優質的有機草藥給樹懶肥皂，作為手工皂原料。多謝樹懶肥皂產品的忠實用家、新生精神康復會社會企業總經理 Kris，以及養生專家嚴浩和太太的一直支持，並為我們寫序和推薦文。多謝低調卻熱心助人的周兆祥太太，推動沉睡中的樹懶當上手工皂導師，踏入手工皂事業！

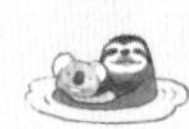

目錄

Chapter 5 濕疹手工皂療方 086

Chapter 6 新手造皂 Q&A 150

Index

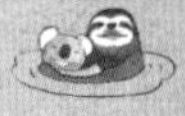

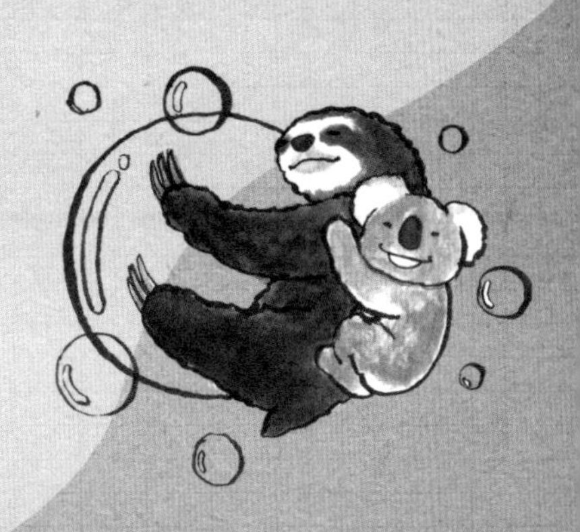

Chapter 1

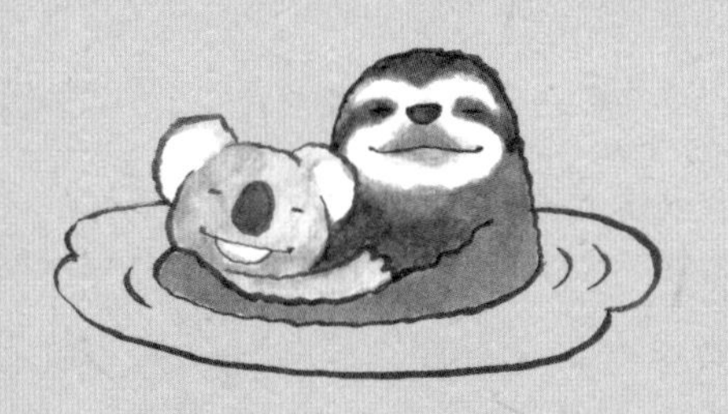

樹懶家的
有機皂生活

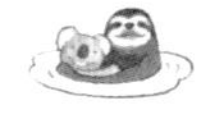

我的濕疹人生

@樹懶

自小學開始，我便患上哮喘。回想小時候，只記得上樓梯很花氣力，由地面走到位於唐樓五層的家，就要花整整一小時。每向上踏一步，也要稍作休息，更試過幾乎透不過氣，需要入院。到了中學，因為常做運動，我的哮喘慢慢消失了，以為我終於做回一個「正常人」，卻迎來另一個惡夢——過敏症狀變成濕疹。（GreenSandy 補充：哮喘、濕疹、鼻敏感都是過敏症，過敏症體質人士可能會同時出現兩種或以上病症，症狀也會隨時間轉變。不過，哮喘比濕疹嚴重，因為會致命。）

每逢冬天，我的皮膚便渾身痕癢難當。痕得發瘋的時候，我試過用熱水來洗澡，用痛來蓋過痕，只求取片刻的緩解；又發現洗澡時使用市售沐浴露或肥皂，只會愈來愈痕癢，漸漸地我便只用清水洗澡。不過二十多年前資訊不發達，並不知道原來熱水、市售沐浴露和肥皂等，都會洗掉皮膚表層的油脂保護膜，所以愈洗，皮膚便愈乾燥、愈痕癢！

我當然也有求診，無助的濕疹患者如我，只能聽從醫生的訓導，準時搽類固醇和服藥。可是身體很誠實，皮膚狀況猶如天氣反復無常，有時好像好轉，有時卻變得更差，狀況一直都沒有很大改善，甚至愈來愈痕癢。我看過不少皮膚科醫生，所費不菲卻很「受氣」，多問兩句，醫生們只會板起臉，用權威來令你順服。

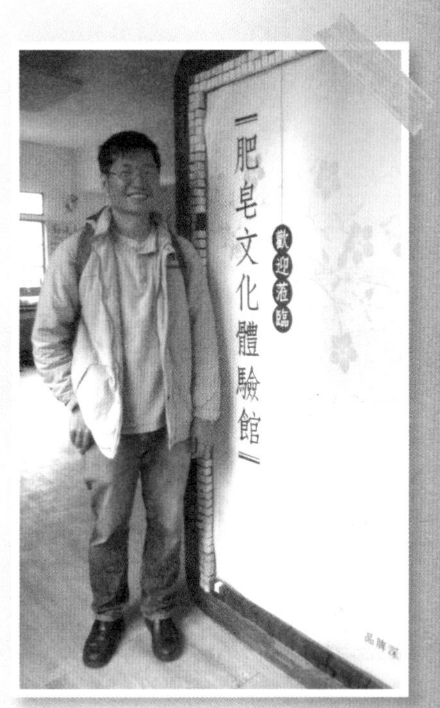

2013 年初，樹懶一家去台灣考察有關肥皂的博物館。

「為何濕疹毫無改善，狀況卻越來越差？」——醫生討厭被質疑，只會開更高劑量的類固醇作解決方案！最初我以為只是個別醫生的問題，後來求診多了，發現原來個個都一樣。用了不少醫生處方的潤膚膏和藥膏，不見效果，最後我寧願所有清潔和護膚用品都不用，只用清水洗澡和抓癢來解決痕癢，咬着牙關撐下去。換來的，是整個背部和雙腿長期佈滿紅紅的血痕，甚至衣服都沾了血跡。全家人只有我一個患上濕疹，家人無法明白、理解我的痛苦。每當痕癢發作時，我只能躲在床上，情緒十分低落。若有人在這時候跟我説話，我會十分煩躁，不想理睬任何人！

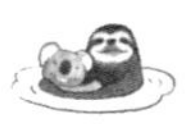

只有到了夏天，皮膚痕癢慢慢消失，我可以暫時做回「正常人」。可是每年周而復始，冬天一到，濕疹再度復發，總令我痕癢不堪、脾氣很差。我沒有如其他濕疹人士一樣，十多年來一直堅持看醫生。現在回想，儘管天氣一轉皮膚便痕癢，但我的病情很穩定，皮膚狀況沒有惡化，可能正因為沒有再度求診、再度搽類固醇。

濕疹令我整天沒精打采，不只皮膚極度痕癢，晚上睡得不好，學習也受到很大影響。到了中學時，濕疹也嚴重影響我的頭皮健康——頭瘡出現了！冬天時穿着校褸，我就會經常被同學嘲笑、排擠，因為白色的頭皮屑猶如雪花般散落在深色的校褸上，份外奪目。本身就內向寡言的我，只能默默苦笑，愈見自卑。

這樣的情況一直維持至三十多歲。直至我的兒子柏浠出生後兩星期，臉龐開始出現紅點，因為太痕癢，小手抓到皮破血流。太太 Sandy 帶兒子去看醫生時説是濕疹，才發現他遺傳了我的過敏體質！我想起父親也有嚴重鼻敏感，原來我從他身上遺傳了過敏基因；現在，才驚覺自己的濕疹問題也禍延至下一代！

因為兒子患上濕疹，我開始研究市面上有售的嬰兒防敏產品，發現這些產品的成分原來含有很多添加劑，會導致過敏或加重過敏狀況。為了兒子的健康，於是我尋求一些天然成分的產品——手工皂，開始搜集大量資料、學習自製手工皂，一步一步取替家中的市售沐浴露、洗手液、洗頭水、洗潔精、洗衣粉……現在都變成一塊塊的天然手工皂。

我和家人也逐漸放棄市售的個人護理產品。太太本身十分鍾愛香薰和天然品牌，也學習自製潔面液、面霜、精華素等防敏護膚品，就連牙膏、防蚊水也是自家手作，因為品質從頭到尾由自己監控，自然用得安心又舒服。兒子和自己的濕疹問題，也在不知不覺中漸漸消失了！當然，偶然會因天氣轉變或情緒問題令濕疹發作，但只要勤力搽自家製的濕疹護膚膏，幾天內便可控制病情，我們的濕疹再不造成困擾！

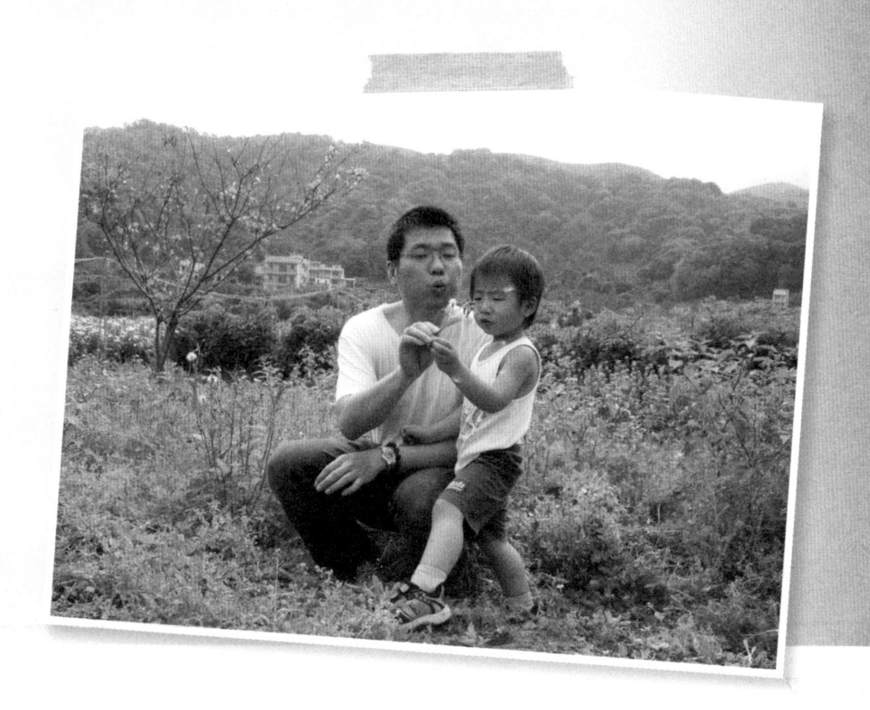

我們的下一代：濕疹兒子小樹熊

@Sandy

在2006年底，我們的兒子柏浠出生了！為了孩子的健康，我在懷孕期時已特別關注飲食，除了戒掉含咖啡因的飲品如中國茶，就連孕婦最常喝的「媽媽奶粉」也不曾飲用，原因是怕奶類容易致敏。雖然我的乳腺比較阻塞，但兒子出生後，我一直堅持餵哺最天然健康的母乳。

可是，兒子約兩、三星期大時，臉上開始長出一顆顆紅粒。最初我並不擔心，以為紅粒會慢慢消退，但很多人説這些就是奶癬，教我用金銀花煲水為兒子洗臉。但是情況沒有改善，兒子臉上的紅色粒粒越來越多，有十年以上經驗的「陪月」懷疑是出疹，我便打電話到健康院約見醫生，初時被接線生拒絕，怕出疹會傳染給其他人；幸好後來護士長讓我帶兒子去看醫生，只是醫生沒説是濕疹，給了我一些潤膚膏。一周後，兒子情況越來越差，最嚴重時兩頰紅腫，因痕癢抓得出血，流出黃色的膿液。加上周遭的人指指點點，我立即帶他去看兒科醫生。這次醫生確診兒子患上濕疹，處方了一盒小小的藥膏。那時候，我才知道原來兒子的濕疹遺傳自爸爸，樹懶也恍然大悟。

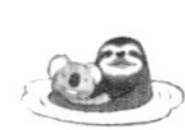

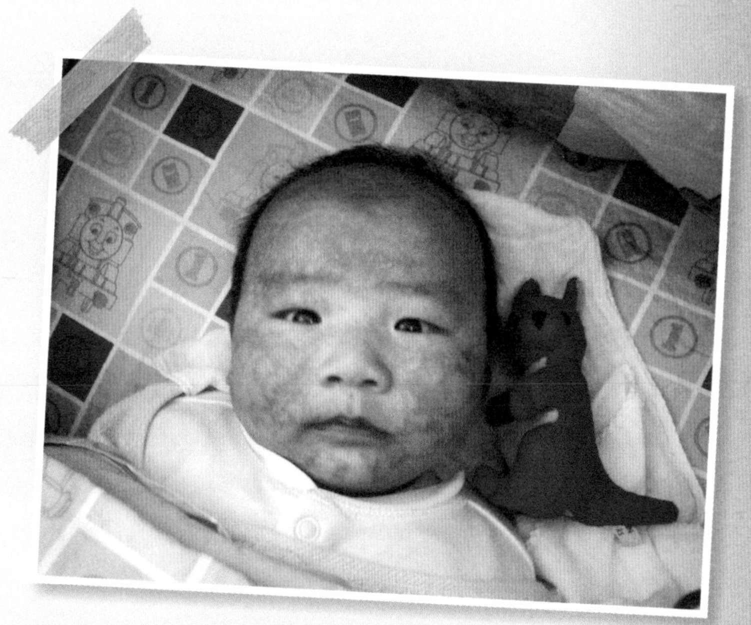

兒子未滿月已出現濕疹，最嚴重時兩頰流膿、全臉腫脹！

兒子濕疹發作時，痕得亂抓，為免他抓傷皮膚，我便幫他勤剪指甲、戴小手襪，可是未滿月的小人兒已痕得竭力脱去手襪，只為抓癢。一脱一戴，就像一場角力賽。最辛苦是兒子痕得難以入睡，常常夜裏哭鬧！看着他痕癢不堪、抓傷自己，手襪、紗布、枕頭滿是血跡，我很心痛。作為坐月媽媽的我，已經因為乳腺極度阻塞，常要忍受着無時無刻的脹痛去餵母乳；再加上睡眠不足、擔心不已，實在身心俱疲，常常默默流淚。

處理好自己的乳腺阻塞問題後，我便積極爭取時間來搜尋更多濕疹資訊，也多了解類固醇的副作用問題，再加上本身的自然醫學和天然美容知識，更堅定我要以天然方法來幫助兒子。

那時候是冬天，保持皮膚滋潤對濕疹患者尤其重要，所以每天我為兒子洗澡後，一定會用天然植物油來按摩他的小小身體，原先買來給嬰兒專用的身體乳液都因不夠滋潤而轉贈他人。有時天氣突然轉冷，在一夜間，他整個臉龐變得紅腫難分，皮膚繃緊得笑不出來，樣子變得面目全非，真的差點被他嚇壞！臉上皮膚更是重災區，我只好更努力、更花時間去發掘專給濕疹嬰兒用的特潤潤膚膏。同為「媽媽級」的朋友介紹我一款外國潤膚膏，說是對嬰兒濕疹很有效。買回來用了整整一大盒，對極乾皮膚的確有所改善，但其後兒子臉上有時也出現粒粒，仔細研究一番，才發現這款標榜嬰兒濕疹用的天然潤膚膏，主要成分竟是礦物油，不但會阻礙皮膚呼吸，更令皮膚容易敏感！我自責沒看清楚成分，也沒好好利用自己所學過的知識。

其實在結婚前，我對天然美容已有極大興趣，所以修讀過中醫美容和香薰治療等課程；但那時候 DIY 護膚品只流行以雞蛋加麵粉這類一次性的美容品，沒有人會自製護膚品自用。發生這件事以後，我對市售產品失去信心，大部分天然潤膚膏不但含有阻塞毛孔的礦物油，更含有 SLS 有害化學成分，只會令兒子的濕疹惡化。我只好重拾書本，仔細搜尋資料，發現中醫古方藥膏「紫雲膏」對改

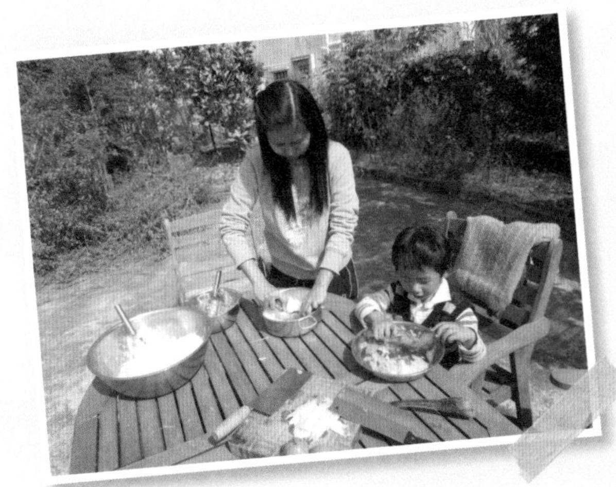

對於有過敏體質的人士，除了外搽護膚品，健康飲食也十分重要。兒子出生後，我對他的飲食尤其關注，除了避免精製食物，也要留意對什麼食物過敏，盡量選用健康材料來自家製。

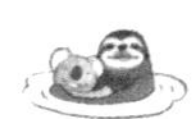

善濕疹非常有效，便嘗試自製一些，接着再學造濕疹潤膚膏。我常常為兒子搽上手作天然潤膚膏，經過一段時間，發現對改善濕疹很有幫助。因為濕疹皮膚表面容易流失水分，尤其因天生遺傳基因影響，兒子的皮膚極易乾燥。若塗上只含油分、不含水分的潤膚膏，便能為皮膚表面敷上一層鎖水保護膜，隔絕水分的蒸發，保持肌膚滋潤。

其實自確診後，即使兒子的濕疹發作，我也沒有再帶他看醫生。因為我知道西醫只會處方類固醇，長期使用非但不能改善濕疹問題，更會帶來副作用。當時兒子仍在嬰兒期，年紀太小，也沒讓他看中醫、服中藥。我參考了很多關於自然療法的書和資訊，了解該怎樣作出整全的改善。

濕疹是由體內生發至皮膚上，所以必須內外兼治，才能根治。在兒子濕疹初期復發時，我只給他服用沒副作用的營養補充劑，以及為他搽天然的藥膏和潤膚膏，很快便可控制病情。在他兩、三歲時，有一段日子在洗澡後常出現一顆顆凸起的紅粒，如被蚊咬似的，其實這便是風癩（很多濕疹人士都有此問題）。風癩也會令人十分痕癢，但為兒子搽了自製的中藥膏後，能有助止痕，粒粒也很快消失了。為了家人的健康，我再度進修自然療法以獲取更專業的知識，畢業論文更以濕疹為研究題目。

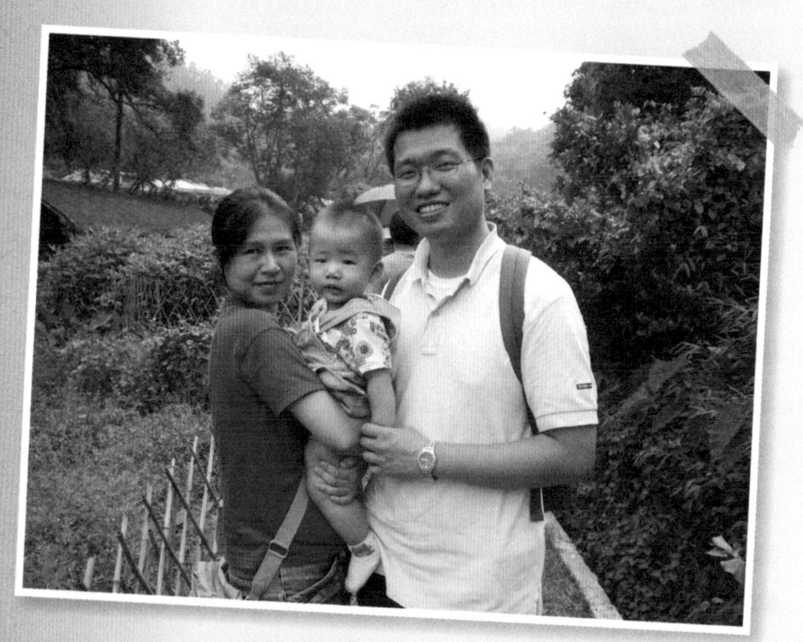

我們都喜歡帶兒子去親親大自然。（攝於綠田園）

健康由自己掌握

兒子是先天性敏感體質，曾在公立醫院的過敏科做過敏檢測，發現他對食物、塵蟎等過敏。但由於皮膚測試十分簡陋，項目也十分少，我便安排他在私人化驗所做更先進的即時性和延遲性血液過敏測試，發現他對更多食物和吸入物質都有過敏反應。天氣轉變等外在環境也會影響健康，兒子也曾經歷過濕疹、出現過哮喘特徵、鼻敏感、眼敏感等過敏情況。所以從小開始，便要為他建立良好的飲食習慣、盡量避免接觸化學成分產品、注意家居環境衛生、注意護膚等等，這些都非常重要。

直至兒子現在十歲半，臉上皮膚偶然會因食物過敏而紅腫，或因天氣突然變冷而泛紅，大腿也會因偷懶沒搽潤膚膏而痕癢，又或間中出現鼻敏感或眼敏感……但這些狀況都很快受到控制，不會對生活造成困擾。有急需時，會立即讓他服用天然草本的抗敏感補充劑，或連續搽幾天濕疹潤膚膏，粗糙的皮膚已見潤滑，回復健康。平時樹懶爸爸還會陪他做運動、閒時下田種食物，多接觸大自然，增強自身免疫力！

其實皮膚出現問題，都是身體發病的訊號，讓我們有所警覺。因為濕疹，我更注意家人的整體健康，即使病了也很快康復。因為濕疹，樹懶學會反思自己的人生，更重新建立了自己的事業。因為濕疹，我興幸能學以致用，和大家分享知識和經驗，助人也助己！

從零到一：樹懶肥皂的故事

建立品牌，並非一朝一夕的事。在家人的支持下，「樹懶肥皂」在 2012 年創立；事實上，我的肥皂故事在兒子出生時已經開始萌芽、生根。

起點

我的濕疹在中學時開始發作，過往的痛苦經歷能忍則忍，沒有去理會。但在 2006 年年底，我的兒子柏浠出生，卻發現他同是患上濕疹，症狀比我嚴重——原來這都是遺傳自我的過敏基因，令我不得不反思這個我已放棄處理的問題。

為了兒子的濕疹，我開始積極地在外國和台灣網站搜尋無添加劑的天然產品，終於發現了一些天然養膚的手工皂。那年是 2007 年，香港幾乎沒人認識手工皂。最初搜尋到的手工皂資料都是一些簡單介紹，並沒有教授製作各款手工皂的現成配方，只能自己慢慢摸索，自學製皂。

那時候，我在深圳的工廠工作。雖然晚上比較空閒，但很討厭夜夜笙歌的應酬生活，寧願留在家中。自從認識了手工皂，我便利用閒暇埋頭鑽研配方。因為大學時念理科，也很喜歡做化學實驗，覺

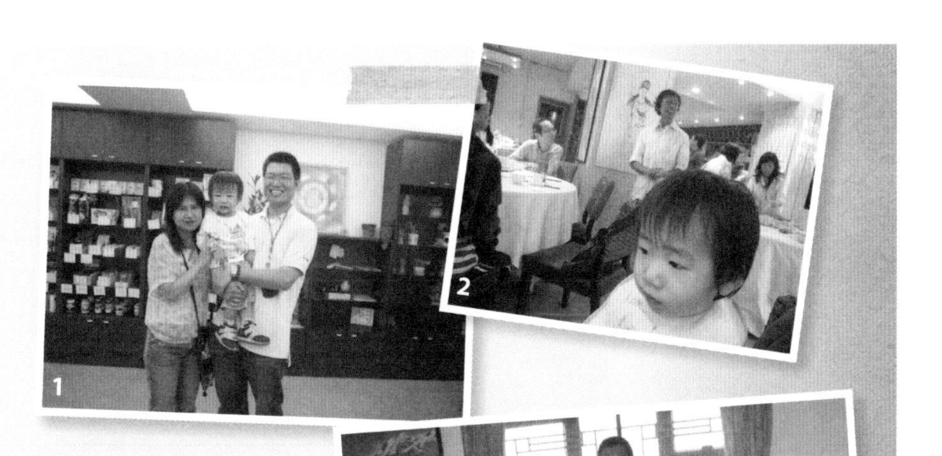

1. 兒子柏浠兩歲生日時，Club O 特別為他舉辦了一個健康綠色生日會。
2. 我們帶兒子參加周兆祥博士推廣的食生活動。約兩歲的他，不加醬料已食完一小碟生芽菜，令人嘖嘖稱奇！
3. 在 2011 年，由綠色生活周兆祥太太邀請，樹懶首次在家裏義教 Club O 義工做 DIY 手工皂。

得造手工皂猶如做實驗般，需要不斷嘗試，反復試驗。只要肯花時間，無論設計配方，還是自學研製，對我來說並不困難，反而成為一項新挑戰，更是平日工作閒餘時的樂趣。最初只為兒子設計濕疹肥皂，我順道也會用上一塊；漸漸地，就連自己的濕疹問題也大大改善。當親身體驗到天然護理產品的好處，便愈造愈多、愈造愈起勁，最後家裏的市售洗手液、沖涼液、洗髮水、洗衣粉、洗潔精、牙膏等等個人衛生用品全被取代，變成自家製的天然產品。

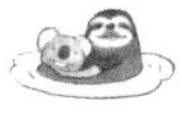

每次造皂都有一定數量，多出來的便會送給朋友。那時候手工皂還沒流行，很多人還沒習慣使用，甚至有些抗拒。因為我喜歡大自然，認識了很多喜愛綠色生活的朋友，其中一位便是「綠色先鋒」周兆祥博士的太太，得知她鍾愛天然、環保的產品，我便把自家製的手工皂送給她試用。周太使用後十分喜愛，還邀請我到周博士創辦的「綠色生活教育基金」（簡稱 Club O）教授 DIY 手工皂課程。不過，我沒有答應。造皂和教人造皂是兩回事，我覺得未到適當時候開班。其實我本身性格內向，受到多年濕疹的影響，自信不足，卻又因處女座個性偏向追求完美。

在 2010 年初，我們舉家搬入大埔的村屋生活。因為我熱愛有機耕種，希望能將「有機耕作課程」學到的知識持續實踐；加上新界的空氣清新，有助舒緩兒子的過敏狀況，也希望他能多接觸大自然。從此，閒餘時我們一家便在農田耕作，並加入自家種植的草藥造手工皂。

在 2011 年，周太重提舊事，建議我在家裏先義教 Club O 的一班義工。可能周太了解我的個性——做事認真但欠缺主動，便自行安排日子，叫我在 Club O 正式開班。周太熱情相邀、無條件信任我，這次我不敢再推辭了！第一次的公開教學，也讓我開始對自己建立信心。

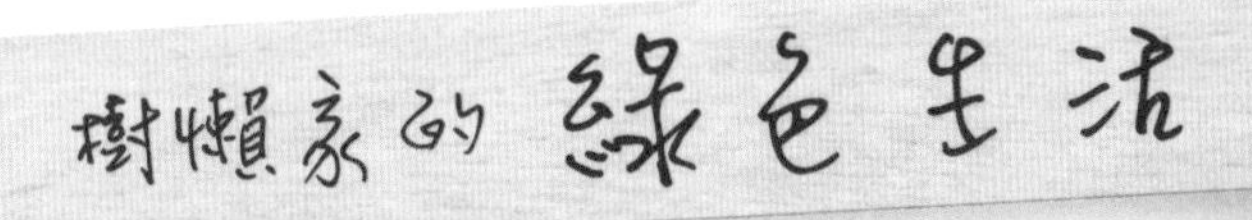

1. 自小時候，兒子已跟我們行山，比起平坦的路，他更喜歡崎嶇不平的山路。
2. 像花嗎？原來這是種出來的菇菌！香港首間有機菇菌培植場「菇菌圓」開放後，爸媽便帶我來參觀。
3. 我好大力的，要舉起農夫伯伯用來灌溉農田的大花灑啊！

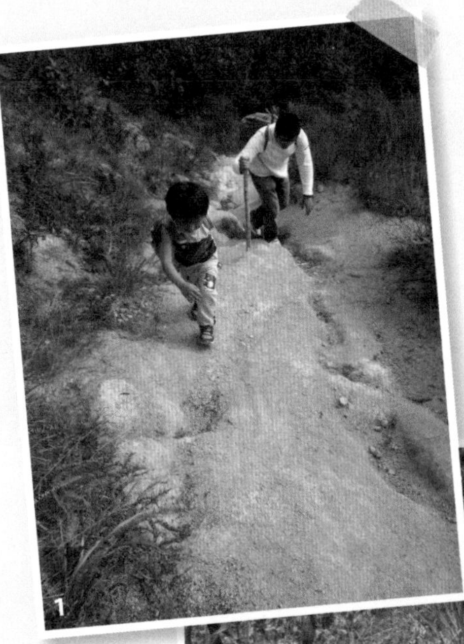

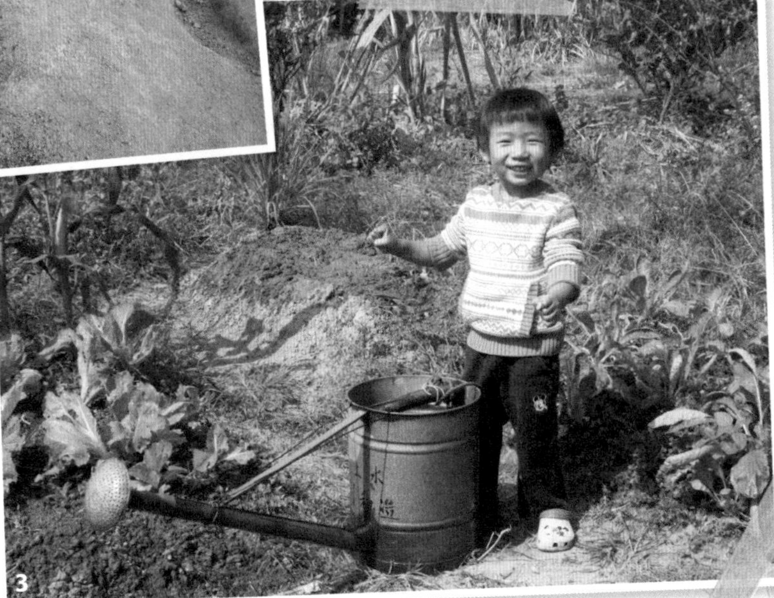

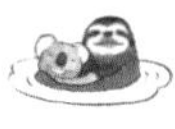

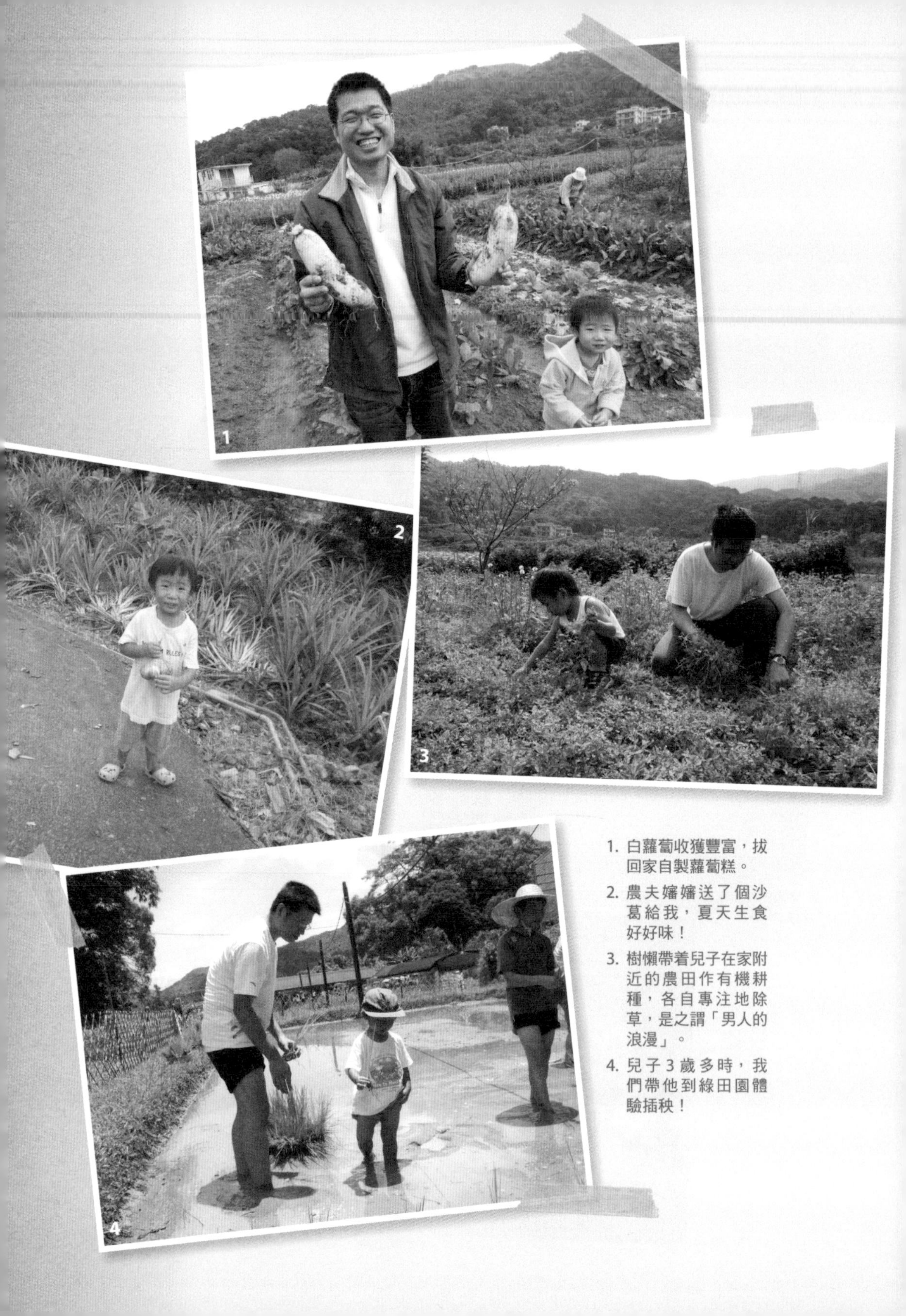

1. 白蘿蔔收獲豐富，拔回家自製蘿蔔糕。
2. 農夫嬸嬸送了個沙葛給我，夏天生食好好味！
3. 樹懶帶着兒子在家附近的農田作有機耕種，各自專注地除草，是之謂「男人的浪漫」。
4. 兒子 3 歲多時，我們帶他到綠田園體驗插秧！

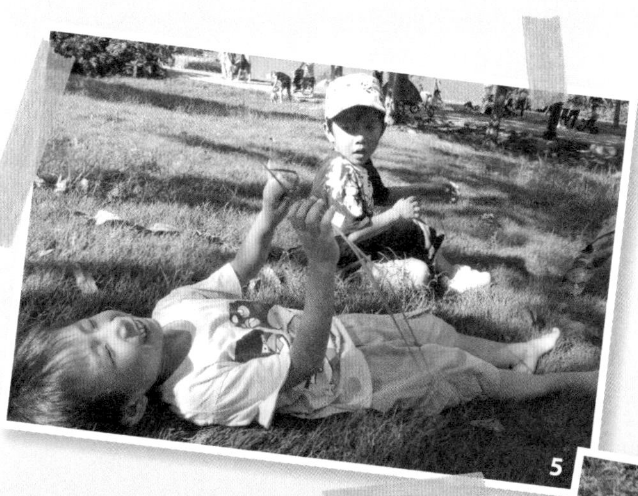

5. 無拘無束，真舒服！你也躺在草地上吧！
6. 這是爸爸種的洛神花，我幫手剪下來，之後可以釀造果醬和蜜餞。
7. 爸爸話，耕田要先用泥耙耙鬆啲泥！
8. 夏天時，我們帶兒子去家附近的小河流嬉水。

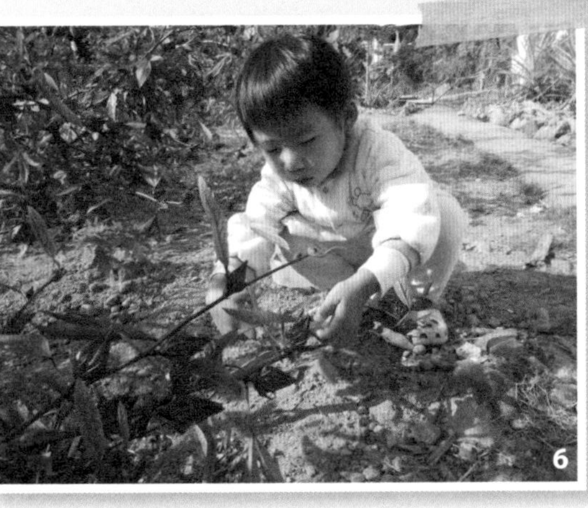

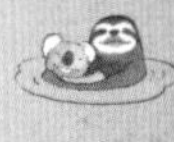

人生的轉捩點

可是好景不常，我迎來了人生的低潮。自大學畢業後，我一直在父親建立的深圳工廠工作。可是因為內地部門貪贓枉法，事業和資產一夜之間全沒有了！我背負着沉重的經濟負擔，只能辭去外傭，為兒子退校。沒有工人、沒有工作、沒有書讀，只餘下時間，我們一家三口決定去台灣，作一個月的簡樸環島遊。旅途中，我們去過花蓮鹽寮體驗極簡樸的生活，推廣簡樸生活的區紀復大師更分享了他的人生哲學：「人一生中需要找個適當的時間停頓下來」——這句話在我心裏埋下種子。

只是沒想到，這一「頓」就頓了一年多！當人在谷底時，你便會知道真正朋友是誰。這些年，我們體驗了人情冷暖、真情假意，是很寶貴的得着。因為過去我都在內地工作，看盡內地政府部門的貪腐，不想再往內地工作。可是人到中年，轉業毫不容易。那時候我還沒找到自己的方向，只是默默造肥皂，但幾十元一塊的肥皂怎能維持全家的生活？經濟出現問題，就連夫妻間也難免多了爭執。為免每天都坐在家中，我在居住地區看到了街招，便應徵做一些粗活；但始終難以融入喜歡尋花問柳的同事圈子，不到一個月已被解僱。

世事難料，冥冥中自有安排。被解僱的當天，我收到一個電話，某報章邀約採訪我，主題是教授手工皂，這彷彿是上天叫我重回手工皂的正道上！因為早前在 Club O 開辦的手工皂班報名人數大大超額，不但加開了幾班，更吸引了報章綠色生活版來採訪。後來，又因太太長期在 Blog 中分享濕疹知識和照顧濕疹兒子的經驗，得到有線電視節目《嚴浩偏方》的邀請，拍攝濕疹主題的訪問。

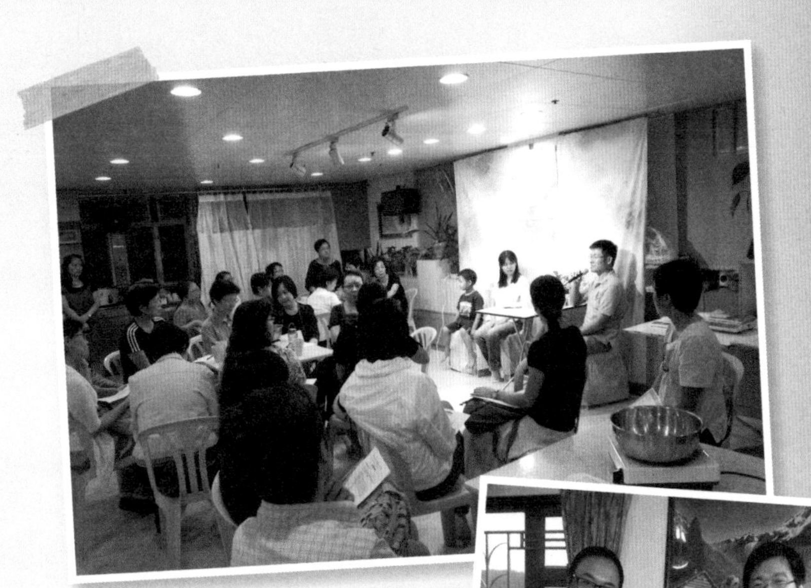

2011 年，樹懶開始在綠色生活教育基金開辦 DIY 手工皂班。

2012 年，我們一家受邀嚴浩的電視節目《嚴浩偏方》訪問，主題為濕疹。

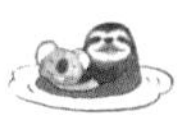

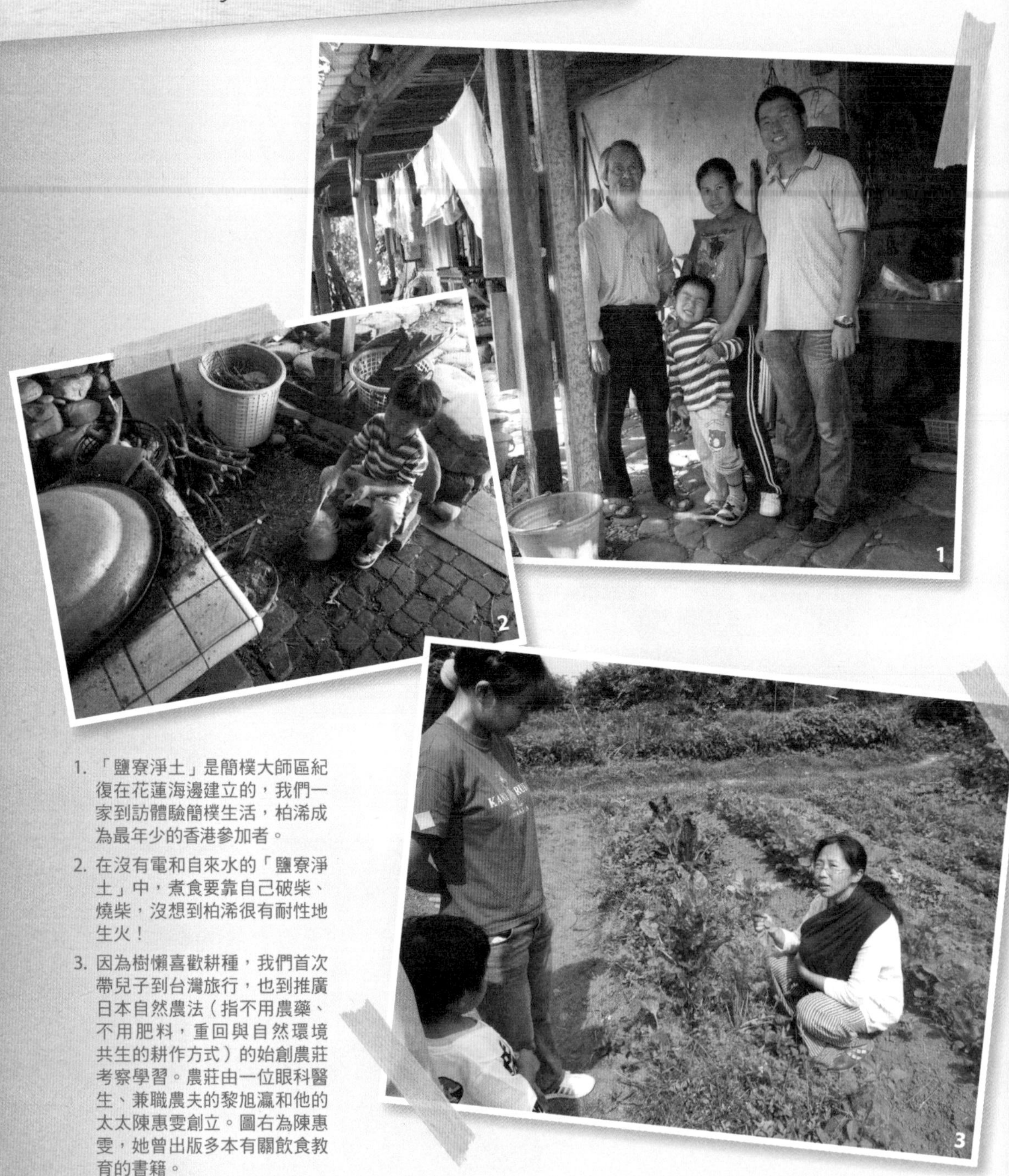

1. 「鹽寮淨土」是簡樸大師區紀復在花蓮海邊建立的，我們一家到訪體驗簡樸生活，柏浠成為最年少的香港參加者。
2. 在沒有電和自來水的「鹽寮淨土」中，煮食要靠自己破柴、燒柴，沒想到柏浠很有耐性地生火！
3. 因為樹懶喜歡耕種，我們首次帶兒子到台灣旅行，也到推廣日本自然農法（指不用農藥、不用肥料，重回與自然環境共生的耕作方式）的始創農莊考察學習。農莊由一位眼科醫生、兼職農夫的黎旭瀛和他的太太陳惠雯創立。圖右為陳惠雯，她曾出版多本有關飲食教育的書籍。

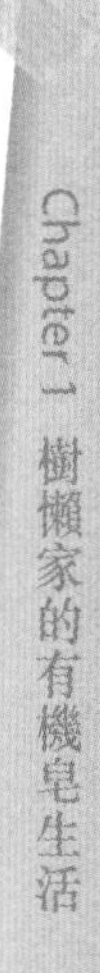

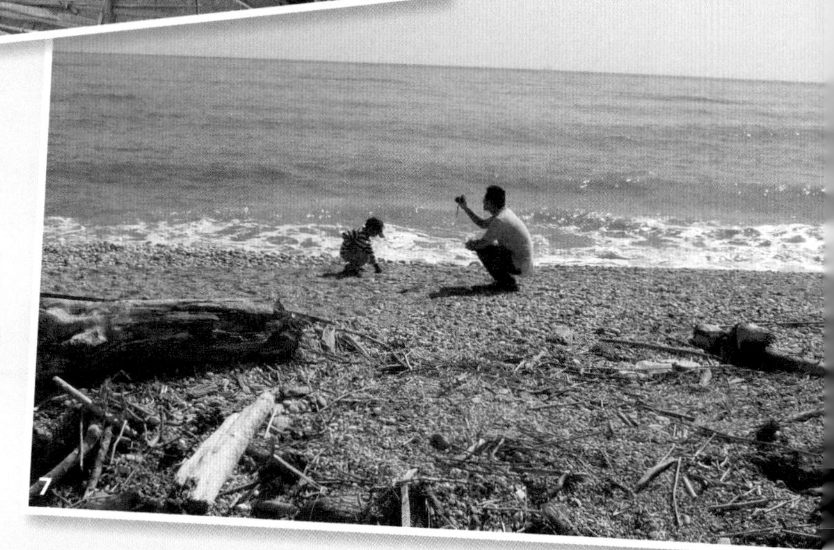

4. 在台東地區，可來個幾天的單車遊！
5. 經過出產有名的池上米的陳協和米廠，我們冒昧要求參觀，老闆熱情款待。
6. 在宜蘭的農莊，餵山羊吃草。
7. 在花蓮的海邊，是淨心的樂土。

接納自己，由「樹懶」的名字開始

由 2007 年開始自學製皂，我從沒想過能以手工皂為事業，也沒有刻意舖排，但就是有股力量推動我往手工皂的道路上走。2011 年我開始教授手工皂，翌年創立「樹懶肥皂」，在 Facebook 開設專頁。經歷了人生的轉變，明白重新接納自己的重要，為自己改了「樹懶」這個稱號，品牌也跟着改為「樹懶肥皂」。

樹懶是生活在樹上的哺乳類動物，因為牠行動遲緩，每秒移動 6 厘米，被稱為世界上最慢的動物。樹懶外表有點蠢鈍，或許令人覺得牠個性懶洋洋，因而取了這樣的一個名字。因為慢，常被人誤會為懶，但以這七大原罪之一（懶）命名，好像對樹懶有點不公平。在沉默、緩慢的背後，其實蘊藏着持久、專注、細心、愛思考、謹慎、平和、具深度的性格。

曾以樹懶為研究對象的英國斯旺西大學的生物學家 Rory Wilson 説過，生活在充滿捕食者的世界裏，很多人認為敏捷是個優點。在樹懶生活的中美洲和南美洲森林裏，面對危險時，猴子會選擇敏捷地逃跑；但是樹懶只是一笑而過。當那些猴子四處逃奔的時候，樹懶只不過緩慢地閉上了眼睛。相比猴子四處逃跑尋找掩護物，樹懶選擇了更加令人嘆服的策略——隱形。對於樹懶來説，最恐怖的天敵莫過於角雕。樹懶只能行動緩慢到角雕看不見，否則牠根本沒有生還的希望。所以樹懶根本不是懶，只是超級謹慎。

我完全認同生物學家 Rory Wilson 的說法！說話時慢慢的我，常被人誤會為懶和笨。但其實我只是謹慎、專注、沉默、內斂、低調，在眾人中不易被看見。了解樹懶的特性，我便用了此稱號來代表自己，也不再像以前那樣介意別人的評價，更不再勉強自己，迎合別人。回顧過去，為了父親，本性不適合應酬做生意的我，一直守着他辛苦建立、卻日漸走下坡的事業。當經歷人生的重大轉變後，才知道什麼是最美麗的安排。沒有事業失敗，那能依着本性，尋回自己的人生？

自教授手工皂班，再到之後和太太開設濕疹專門店「山葉堂」，我們遇過不少濕疹患者，其中有些是反復使用類固醇的，一旦停用，皮膚狀況就比之前更惡劣。聽他們說自己的濕疹故事，看他們分享的濕疹相片，或是觀察他們的濕疹狀況，過往自己的濕疹經歷一一浮現，十分有共鳴。我曾在報章上看到濕疹患者自殺的新聞，這不難理解。曾經有一位濕疹患者跟我說，濕疹令他日常起居、工作和人際關係出現問題，已看了無數皮膚科醫生，屢醫無效，嘗試過各種偏方，又不被別人理解，困擾得想尋死；另有一位濕疹客人多年來依照著名皮膚科醫生的建議塗類固醇，後來卻因類固醇副作用，在三十多歲時患上白內障，並已做了手術；他苦口婆心勸其他客人不要再用類固醇！這些煎熬和痛苦我都感同身受。不過，濕疹不是絕路，我樂意和他們分享自己的濕疹故事，重燃他們對人生的希望！每當看見他們的皮膚愈見改善，重拾笑臉，我和太太的心血又被認同，便是我最大的滿足！

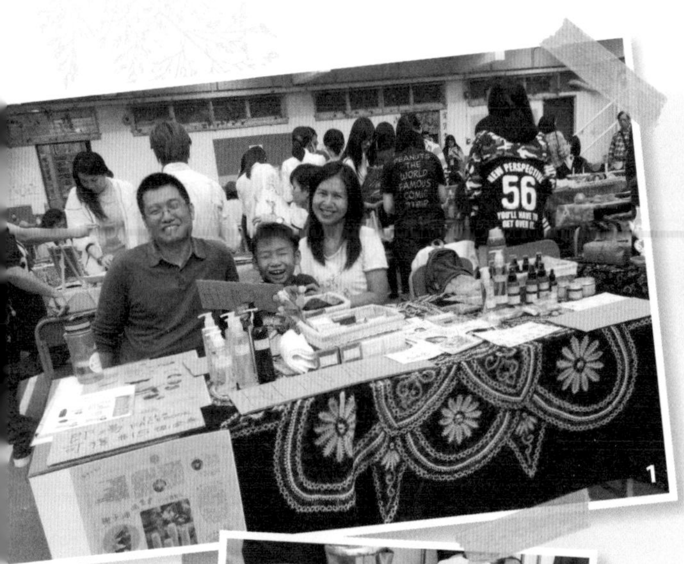

1. 未開店前，一家三口參加社區的小市集，出售自家製的濕疹護理品。
2. 樹懶曾為兒子造了一個三層生日蛋糕（無蛋、無奶、無小麥），後來更造了一個同樣的三層蛋糕型的肥皂！
3. 樹懶在自由野 2014 的活動中，現場示範製作防脫髮洗頭水。
4. 樹懶受香港有機資源中心邀請，在浸會大學教授親子肥皂班。
5. 山葉堂的濕疹特賣日，吸引了許多客人來光顧！

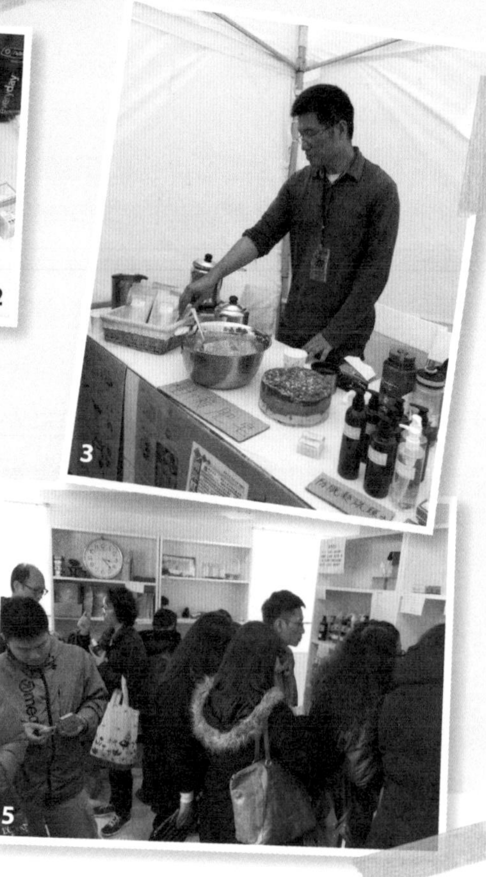

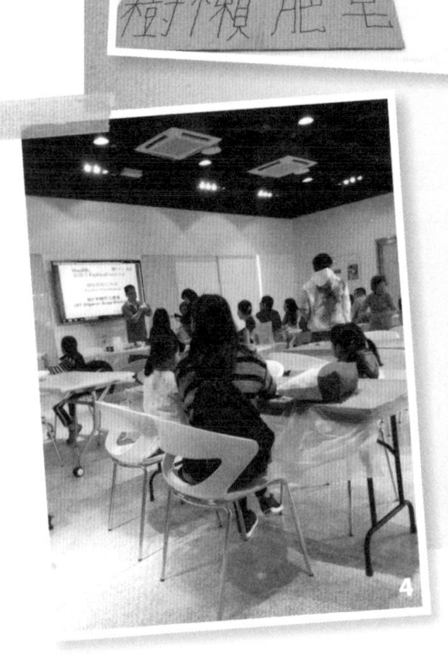

樹懶的慢活哲學

古人常言：「慢工出細貨」。但在這速食時代，生活在繁忙的香港社會裏，都市人事事求「快」：地鐵一分鐘一班、步速愈來愈快、簡單速泡食物大受歡迎、Smartphone（智能手機）最好配4G極速網路月費計劃、WhatsApp（即時通訊軟體）最好秒回……人人追求快人一步、贏在起跑線。在這種主流文化中，卻缺少了耐性，缺少了值得等待的好品質，而追求品質是我的一貫宗旨和取勝之道。

手工皂易學難精，一塊能改善皮膚健康的皂，需要理性的頭腦去計算配方、反復試驗的科學精神，以及平和的心、無窮耐性和一雙巧手。自製手工皂的過程繁複，打皂需要氣力，也花時間，做完了還要等一個月才可使用。製皂時要很慢，很靜，很專注。這些特質正是我所擁有的。急性子的人做出來的皂也不會有好品質，緩慢反而是造皂的優點。我知道「慢」是自己的專長，專心、專注地造手工皂，心思都花在研究質量上，只求皂的四邊工整圓滑，觸及肌膚時舒服、不刮手；沒有多餘花俏的包裝，盡量做到平實、富人情味。我確定了自己十分適合從事手造皂，每天工作就如在修「肥皂禪」，滿心感恩！

或許，這正是我的慢活人生。近年慢活文化由歐洲吹來香港，變成一種潮流。但都市急速的生活節奏，令很多人都只是口裏說慢活，心卻不能靜下來，「慢活」淪為了形象塑造的假象。

其實有沒有真正的慢活？

慢活不是指鼓勵每個人動作都要很慢，而是要找到適合自己的節奏，活得自在。真正的慢活其實是平衡——在適當的時候放慢速度，放下煩惱和焦慮，心靜下來，做事專注。這樣，我們發現可以把事情做的更好，工作品質提升，甚至吃的更好、活得也更好。慢活不是速度，而是態度，為自己調整適合生活的步調。

慢活沒有一成不變的的公式，也沒有萬用守則。每個人都有權利選擇自己的步調。如果我們能容納各種不同速度，這個世界會變得更加豐富。世界上有樹懶，也有獵豹。叫獵豹慢下來，即是叫牠去死。蜜蜂和螞蟻天性忙碌命，卻能找到牠們的步調。自然界萬物各有不同的特性，人也一樣，各有不同的特質，找到自己的生活節奏，做起事來才得心應手，效率反而更高，生活才會更自在。

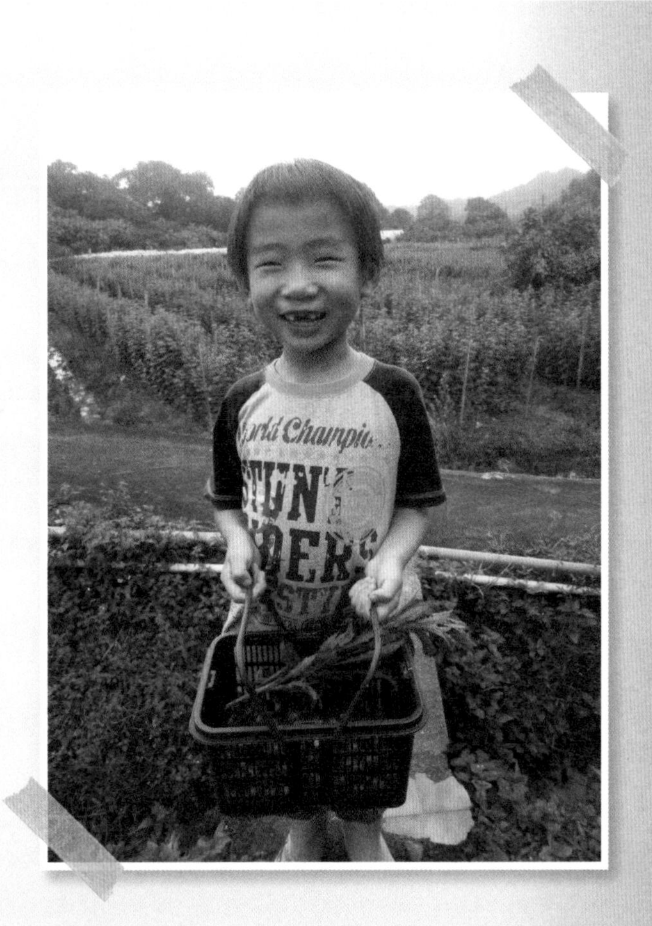

做回自己，不要模仿別人。
真正慢活，才能快活！

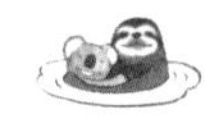

Chapter 2

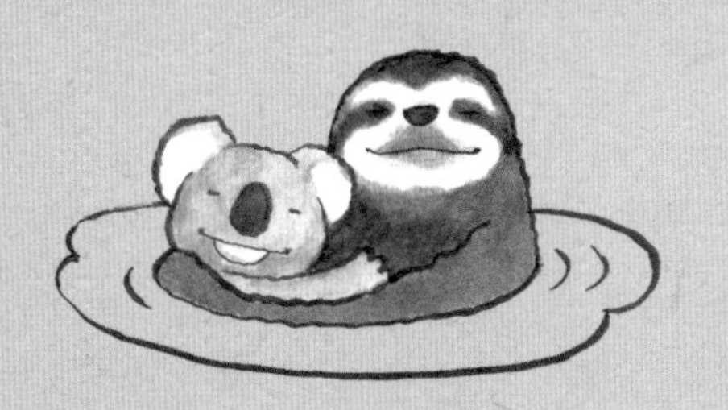

對抗濕疹

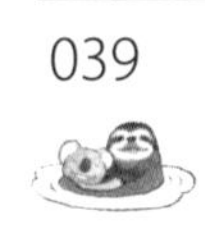

什麼是濕疹？

濕疹（Eczema）是出現過敏性皮膚發炎反應的統稱，泛指一些由多種問題引致的紅腫、痕癢的皮膚炎症，但並不是傳染病。其中異位性皮膚炎（Atopic Eczema）是最常見的濕疹類型，其他包括如接觸性皮炎、主婦手、汗疱疹、脂溢性皮炎等都可歸類為濕疹問題。

異位性皮膚炎是一種遺傳的過敏體質，佔濕疹患者九成，因免疫系統過度活躍，誤認一些物質為病菌或病毒而作出反擊，令患者皮膚出現紅、腫、痕癢，而這些物質就是致敏原，例如塵蟎、食物、花粉等。所以濕疹患者較容易對食物和外來物質產生敏感，很多時也會血清免疫球蛋白 E（IgE）過高，同時患有哮喘、鼻敏感等過敏症狀。

濕疹最主要的症狀是皮膚乾燥和痕癢，會有脫屑、紅腫、丘疹，甚至出現水疱、組織液滲出。所以濕疹的「濕」是指皮膚有時會滲水，但很多時候慢性濕疹是乾的。任何皮膚位置都有機會發病，較常見的患處包括關節等皮膚摺疊位置。

濕疹的狀態和位置是會轉變的，能因應皮膚的不同狀態，去選擇外用藥膏和護膚品，治療效果會更佳。

濕疹成因

濕疹的成因很複雜，包括外來因素，如化粧品，以及內在因素，如遺傳基因。它可以是單一因素引起，也有可能源於多重因素，而大多數濕疹病例屬後者。本書集中討論遺傳因素和接觸性致敏原，也是較普遍的濕疹成因：

- 遺傳基因
- 食物
- 接觸性原因
- 吸入性原因

遺傳基因

濕疹與遺傳有很大關係，據統計，如果父母一方曾患濕疹，則孩子患濕疹的比例達 60%；如果父母雙方都曾患濕疹，則孩子患病比例會高達 80%。近年，這個比率持續上升。即使父母沒有患上濕疹，也可能有其他過敏症，例如鼻敏感和哮喘，又或是隔代遺傳。遺傳病是很複雜的生理現象，基因的組合也千變萬化。

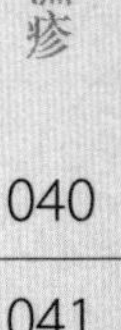

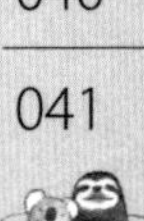

根據英國《自然遺傳學》雜誌一項研究報告説，英國、美國、澳洲等地的研究人員調查了約 1 萬名濕疹患者的基因數據，並與其他 4 萬非濕疹患者的基因進行對比，最終發現了 3 個與濕疹相關的基因。其中，代號為「OVOL1」和「ACTL9」的基因與皮膚自身功能有關，代號為「IL4-KIF3A」的基因與人體免疫系統功能有關。研究顯示濕疹的病因存在於皮膚和免疫系統兩個方面，結果有助於研發新的診斷和治療方法。

另外，近年亦有研究指出，濕疹是由於皮膚組織的基因「Filaggrin」突變所引起。基因突變會令皮膚的水分容易流失、保護功能下降，以致皮膚容易變乾，並容易受致敏原或微生物影響，因而形成濕疹。

接觸性原因

以接觸性皮膚炎（簡稱皮炎）為例，皮炎因為接觸過敏物質所引起，最常見致敏原包括護膚品的防腐劑、染髮劑、洗衣粉、香水、清潔劑等化學成分、金屬（如合金耳環、皮帶扣等）、乳膠手套、植物，或是西醫常用的鎮痛膏布。

我常遇到一些自言本身並非過敏體質的人士，但經常受濕疹困擾。問及他們的職業，便會知道原因。這類人士的病因就是跟其日常工作有關，如主婦、廚師、護士、髮型師、美甲師等，因長期接觸化學劑而引致手部濕疹，俗稱「主婦手」。或有一些有潔癖的人士，以為用酒精洗手能乾淨殺菌，結果造成主婦手！

「主婦手」之名，源於主婦多用雙手做家務，常接觸清潔化學劑，令手部常乾燥受損而變成手部濕疹，多發病於手指和手掌皮膚，表現為皮膚乾燥、乾裂和出水泡。主要原因是接觸過多洗衣粉、洗潔精，以及含其他化學成分的清潔劑或刺激性物品，引致手部皮膚乾燥粗糙及皸裂。寒冷季節更會導致皮膚血管痙攣收縮，影響手部血液供應，皮脂汗液分泌減少，因而皮膚乾燥爆裂，誘發主婦手。

很多主婦做家務時，會戴上手套。要預防和舒緩主婦手，一塊家事皂十分有用。洗碗時可用家事皂代替洗潔精，去油效果佳；清潔枱面、家具用品時也可代替其他清潔劑；手洗衣服時又可代替洗衣粉（常用於內衣褲、嬰幼兒衣物）。當然，好的家事皂也講究配方，潔力過強也會傷皮膚。

而日常使用的沐浴露、洗頭水、護膚品、清潔劑等，生產商為了商業營運考慮，大量生產時都會加入不同化學成分如防腐劑，令保質期延長；而很多本來沒有濕疹的人，使用後可能對這些化學成分過敏，繼至患上濕疹和主婦手。曾有一位敏感肌女士問我：「為什麼用了保濕的有機玫瑰花水，皮膚卻越來越乾和敏感？」我自己也有用自家品牌的玫瑰花水，卻沒有此問題。再三詢問，原來她使用某大牌子的有機花水添加了酒精，以延長保質期。

濕疹Q&A

化學致敏原知多D

雖然任何天然植物也會對某些人士造成敏感，但機會率遠遠不及化學成分的高。最常見引起肌膚過敏的原因是：個人護理產品中的人造色素、香精、化學類的界面活性劑、防腐劑等石化系列製品，其中以界面活性劑和防腐劑的影響較大。

界面活性劑SLS、SLES

SLS 包括Sodium Lauryl Sulfate（SLS）Sodium Lauryl Sulphate、Sodium Laurylsulphate、Sodium Lauryl Sulfate、學名稱為Sodium Dodecyl Sulfate（SDS）。

SLES 包括Sodium Laureth Sulfate / Sodium Lauryl Ether Sulfate（SLES）和SLS（Sodium Lauryl Sulfate）非常像，SLES是SLS的衍生物。

SLS 和 SLES 這兩種類似的化學成分都是界面活性劑，最常見是從石油提煉後再經磺化作用而成。這類成分價格低廉，取得容易，功能也比較強大。可是大多數的石油蒸餾物都是「可能致癌物質」，部分歐盟國家已經禁用，但市面上有些產品標籤還是可以看到石油（petroleum）及液態石化（Liquid petrochemical）這些類似的成分。

SLS 和 SLES 在生活用品中的主要作用為「界面活性劑」——幫助清潔並產生泡沫，以及「乳化劑」——幫助產品中所有成分混合均勻，常見於個人清潔和護理用品中，包括沐浴乳、洗面乳、洗髮水、牙膏、漱口水、洗衣液、洗潔精、各類清潔劑、去污劑、乳液、乳霜等。根據資料顯示，市面上超過 70% 的沐浴乳都有使用 SLS、SLES 這兩種成分。含有這兩種成分的洗頭水也容易引起頭皮屑和頭皮痕癢，因為令頭皮健康的皮脂被破壞後，會增加細菌感染的機會，而這也被認為是頭屑形成的主因。臨床研究結果也顯示，SLES 若接觸到頭皮表層，則易引起脫髮或過敏反應。

SLS 和 SLES 破壞保護皮膚表面的天然油脂，然後破壞皮膚的蛋白質如膠原蛋白，也令皮膚屏障受損，造成皮膚敏感或各種皮膚問題，如濕疹、化學敏感、粉刺、皮膚炎、癬類等，或令敏感肌、濕疹的症狀惡化。在 CIR（Cosmetic Ingredient Review）的評估報告中，SLS 和 SLES 具有明確造成肌膚或眼周黏膜刺激性的可能。

在很多國家，SLS 被用作臨床測試的主要刺激皮膚物質，進行測試時，實驗室人員會先將 SLS 塗在動物或人的皮膚上，然後再塗上抗敏劑，以測試抗敏劑的療效，可見 SLS 對皮膚的刺激力。除了刺激皮膚，有科學實驗證明，SLS 通過皮膚被身體吸收，進入肝臟，而且幾乎並不能利用新陳代謝排出體外。它會模仿女性雌激素賀爾蒙，造成男性生育能力下降，女性經前症候群、更年期症狀，甚至可能提高女性患癌的機率。根據美國喬治亞大學研究，SLS 會滲透至眼睛、大腦、心臟與肝臟等器官，造成長期影響，亦可能會影響孩童眼睛的正常發育，且可能導致白內障。

另外，SLS 極可能與護膚品中的多種成分產生化學作用，形成亞硝胺（硝酸），而這產物已被證實為致癌物質。如果平常已使用含有界面活性劑的個人護理產品，皮脂被破壞後再塗上外用類固醇，皮膚只會更難康復！除了身體皮膚，濕疹患者亦常出現頭皮敏感或脫髮問題。臨床研究結果也顯示 SLES 若接觸到頭皮表層，則容易引起脫髮或過敏反應；所以選用洗頭水，要留意是否含有這類成分。

防腐劑Paraben

Paraben（苯甲酸酯類）主要作為產品的防腐劑，最常見問題是造成過敏反應，也有少數人會產生接觸性蕁麻疹的情況。近年，國外有醫生在女性乳癌切片中發現到 Paraben 的成分，懷疑與長期使用含 Paraben 的沐浴乳有關，所以引發「Paraben 引致乳癌」的言論。

雖然臨床上缺乏 Paraben 導致乳癌的直接證據，但有醫生指出 Paraben 會經由皮膚吸收，而且事實上在實驗室，Paraben 也被發現有類似女性賀爾蒙的作用，會造成乳癌細胞的繁殖。因此，作為消費者應盡量避免使用含 Paraben 的產品。其實也有不少護膚品已改用其他防腐劑了。

有些被皮膚科醫生推介的產品也含有這種致敏成分。根據香港某報章在 2012 年 10 月 31 日的報道，Cetaphil 舒特膚溫和潔膚露（含 SLS 和 Paraben）及 Vaseline 凡士林香薰舒緩潤膚露便含有對羥基苯甲酸酯的酯類衍生物（Paraben 的一種）；施巴嬰兒潤膚露則含有酒精。對羥基苯甲酸酯就是防腐劑，物質本身含高毒性，可引致接觸性皮炎，長期使用更可能擾亂內分泌系統，影響正常發育；而酒精則有機會令肌膚提早老化。

防腐劑MIT和MCI

近年，英國皮膚科醫生協會發出警告，指常用的防腐劑 Methylchloroisothiazolinone（簡稱 MCI）和 Methylisothiazolinone（簡稱 MIT 或 MI），致敏比率正急速上升，恐會引致皮膚過敏或濕疹大爆發，呼籲禁用；MIT 更被美國接觸性皮膚炎協會評為 2013 年的「年度致敏原」。MIT 和 MCI 最常見使用於嬰幼兒用品如護膚霜、沐浴乳、洗髮水及濕紙巾中，其他還有潔手液、護髮素、護膚用品（如潤膚乳、面霜、面膜等）和染髮劑等。

在2017年2月，香港消委會發表研究報告，指出檢視市面61款身體潤膚乳的成分及標籤資料（當中有聲稱「敏感皮膚或濕疹患者適用」），發現過半數產品含有可致敏的香料成分，部分人士使用後有較高機會出現皮膚過敏的情況；另有部分產品含有可釋出甲醛防腐劑，可能刺激濕疹患者皮膚。最令敏感肌和濕疹人士擔憂的是，只有4款產品的標示成分中，沒有致敏機會較高的羊毛脂、香料和可致敏香料成分、可釋出甲醛防腐劑、甲基異噻唑啉酮（MIT），這些懷疑能干擾內分泌物質的成分，相關產品價格約$180以上。所以在選購產品時，消委會建議濕疹患者或皮膚敏感人士不宜選用含有MIT成分、保質期過長或價格過低的潤膚乳。另外，以尿素作為主要成分的護膚品，可能會令幼兒皮膚刺痛或灼熱感覺。

免疫及過敏病科專科醫生鄔揚源指出，近兩年的求診病人中，有六成對MIT或MCI敏感，比過去幾年增多。以往常用的防腐劑Paraben，自從被發現可令人過敏後，部分廠商才停用，更推出標榜「不含Paraben」的產品，但其實只用了MIT或MCI取代。皮膚科專科醫生陳衍里也表示，根據臨床診斷，近年皮膚過敏患者增加，有不少都與護髮產品有關，如洗頭水、染髮劑等，造成頭皮痕癢敏感，並延伸至臉部。

其實濕疹及皮膚過敏是免疫系統疾病，若人體經常接觸致敏物質，很容易激發免疫系統反應，即使原本沒有濕疹，也都會突然出現症狀，誘發濕疹。所以儘量減少接觸化學成分，是預防濕疹的首要方法。

吸入性原因

常見的吸入性致敏原包括：塵蟎、灰塵、動物毛屑、真菌、花粉、香水、油漆、香煙、含甲醛的傢俬等。所以家居清潔十分重要，還要選用天然的清潔用品。

塵蟎是最常見的吸入性致敏原，尤其對於嬰幼兒。塵蟎需要依靠吸收空氣內的水分來維持生命，因此，濕度與溫度對塵蟎滋生有很大關係。塵蟎糞便內的酵素含有極高致敏原，這種過敏原十分細小，在空氣中很容易傳播開去。它們可溶解人體皮膚層或黏膜表層的蛋白質，滲透入黏膜或皮膚內導致敏感，造成濕疹。如想確認自己對吸入物質有沒有過敏，可以透過血液過敏測試了解。

食物過敏

最常見的食物致敏原包括：蛋、奶、黃豆、蝦（甲殼類）、小麥穀麥類、花生（堅果類）等。經我轉介做過敏測試的濕疹患者，大部分都對蛋、奶、小麥類過敏，有時連一些普通食物如橙，或常用作去濕的綠豆，都會產生延遲性食物過敏。因為吃了不會即時出現敏感反應，所以很多時候以為自己沒有食物過敏，影響濕疹病情也毫不自知。要如何分辨屬於急性或慢性過敏？透過抽血檢測，急性過敏取決於患者的免疫球蛋白 E（IgE）的總量；至於延遲性的過敏反應，則要看免疫球蛋白 G（IgG）。

食物過敏可分為兩種：

即時性食物過敏（IgE類）	即時（在數分鐘至兩小時內）出現明顯症狀，比較明顯，容易發現。
延遲性食物過敏（IgG類）	接觸致敏食物後，數小時、數天、數周，甚至數月才隱約出現輕微症狀，比較難察覺。

和急性過敏一樣，延遲性過敏也會讓身體的發炎物（細胞激素）增加，就像讓身體處於慢性發炎的狀態，病因多是腸道不健康引起，腸道功能差，本來不會對抗人體的食物，就開始作對了。

就這樣，由於發炎物質會跑遍全身，身體開始不舒服，最常見的就是出現皮膚痕癢和濕疹；而且延遲性過敏也會加強急性過敏的症狀，如鼻敏感、眼睛痕癢。有些人則會有水腫症狀，也因身體處於發炎情況，血管通透性增加，水分跑到組織裏，細胞泡水，代謝變差，時間久了，免疫力也會變差。

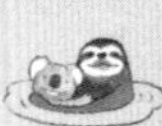

其他（天氣、細菌、情緒等）

外在環境的刺激亦會引致濕疹發作，例如天氣轉變、自身受病毒或病菌感染等。有時候情緒壓力、懷孕前後、更年期、荷爾蒙轉變等，也會因而出現濕疹！

如果氣溫和濕度的轉變較大，會讓身體難以適應。秋冬時，乾燥天氣會使皮膚作為身體表皮屏障的能力變弱，令皮膚容易乾燥和痕癢。在夏天，因出汗較多，易引發濕疹；或春夏季節交替時天氣轉趨潮濕，容易接觸到較多的塵蟎、真菌和霉菌。患上感冒後，因免疫力下降，也容易引致濕疹。有些人則可能因為懷孕後、更年期，或情緒波動較大而令濕疹爆發。

以上多種因素，都會刺激免疫系統。當白血球和不同種類的免疫蛋白對外界刺激產生過度反應，並表現於皮膚上，便會出現皮膚紅、腫、痕癢，甚至滲出分泌物等濕疹症狀。

改善及治療

由於大部分濕疹都不是由單一原因引起，所以要治癒濕疹，必須從整全健康生活入手——飲食營養、皮膚保養、家居環境和情緒壓力等各方面，都要關注。由於濕疹與皮膚直接相關，要做好皮膚保養，也有分中、西醫治療和天然護膚方法。

99% 的人若發現皮膚過敏或患上濕疹，都會先找西醫診治。對於濕疹治療，皮膚科醫生一般的處方是內服的抗敏藥和類固醇，以及外用的類固醇和不含類固醇藥膏，這些都很快看到療效。但為何仍有那麼多人受濕疹困擾？而且患病年齡層亦越來越小，很多 BB 一出生便有濕疹，又有不少人患濕疹長達二、三十年；找西醫求診卻越醫越差，甚至令濕疹變成一個流行病！

西醫處方：類固醇藥膏

談到西醫處方的濕疹治療，不能不談類固醇。類固醇是一種激素，具有強力抗發炎及調節免疫系統的作用，在濕疹治療上可分為外塗、口服和靜脈注射。為了盡量減輕藥物的副作用，醫生多數先給予外用類固醇藥膏。當濕疹或過敏出現，塗過外用類固醇藥膏後，皮膚痕癢、乾、紅腫等情況很快得到改善。可是久而久之，一痕便塗藥膏，重覆多次後，皮膚的防禦力漸漸變弱，就更易敏感。

濕疹是過敏症的一種，由免疫系統錯亂、亢奮造成，而西藥（類固醇、抗組織胺等）可以抑制這些錯亂反應。可是使用類固醇來壓抑免疫系統，根本沒有解決問題，只是治標不治本。久而久之，由於抵抗力降低，身體只要一接觸誘發因素便有機會再度發炎，甚至爆發得更嚴重，到時候連西藥都抑壓不住，連「治標」的功能也失去，只帶來副作用！

眼皮、嘴邊、腋下及大腿內側等皮膚較薄的位置，最易產生副作用；或是嬰兒由於體表面積的比例較高，遠較成人更容易產生副作用。曾接觸過不少濕疹患者，他們説已看過不少皮膚科醫生，可是不同醫生給的西藥都大同小異，覆診了幾年，類固醇劑量越用越高，情況沒有治癒更變本加厲，有醫生跟病人説不能再塗類固醇了，也不用再求診，原因就是濕疹已沒法治癒，更不想病人受類固醇副作用影響身體。

類固醇的副作用

- 令皮膚萎縮變薄，變得更容易敏感，也因而導致皮下微絲血管顯現，易有瘀傷。
- 皮膚色素改變、變白，或因反復發炎後令色素沉澱變黑。
- 皮膚或會出現頗深的裂紋，停用藥物後裂紋也不會消失。
- 類固醇會抑制人體的免疫能力而使患者易受細菌、病毒或黴菌感染，也會令原本已存在的感染更為惡化。
- 若在面部或嘴邊使用類固醇藥膏，會分別引致暗瘡或口周皮炎，出現紅腫及暗粒的情況。
- 皮膚可能出現多毛。
- 眼瞼皮膚較薄，若在眼周使用藥膏，類固醇容易被眼球吸收而導致青光眼及白內障等嚴重眼疾。
- 吸收過量類固醇會使臉部變圓和身體變得腫脹肥胖。
- 骨質疏鬆。
- 抑制兒童成長，阻礙發育。

濕疹Q&A 什麼是類固醇上癮及反彈？

有沒有想過，濕疹越來越嚴重的元兇可能就是類固醇？使用外用類固醇來控制濕疹可暫時令症狀消失，患者於是停用。但不久後，症狀復發而且變本加厲，這就是類固醇反彈現象（Rebound）。

有些醫生會把停藥的反彈現象誤認為疾病惡化，以為是治療沒有效果，再處方較高劑量的類固醇，如此惡性循環。類固醇反彈（Topical Steroid Withdrawal, TSW）就是減少和停用類固醇後出現的症狀，此病症亦可稱為紅皮症（Red Skin Syndrome, RSS）。病人停藥後不適，再用才稍有舒緩，這種長期連續使用外用類固醇的狀態就是類固醇上癮（Steroid Addiction）。

台灣皮膚科醫生指出，如果病人使用類固醇日久，或是塗劑量高的類固醇藥膏，停用後可能有多波的反彈現象，即不只出現一波就結束。一波波的反彈往往把病人的耐心消磨殆盡，忍受不了的病人又回頭找其他醫生，繼續塗類固醇藥膏，結果前功盡棄。病人要戒斷類固醇，就必須面對停藥後反彈的問題，並以漸進式慢慢地減少用藥，以免承受不到嚴重的反彈情況。

對於類固醇的副作用問題，香港人比過往的認知多了，都想盡量減少使用。遇上病人的查詢，香港的皮膚科醫生絕少談及類固醇上癮及反彈等問題。在網路上，有一位日本皮膚科醫生反映了類固醇的問題嚴重，不想再處方類固醇給病人。為了生計，他便轉為當美容醫生，研製不含類固醇成分的護膚品去改善病人的皮膚問題。在網路上可搜尋到更多類固醇反彈的相關資料，也有各地濕疹患者親述個人經驗。

紅皮症（Red Skin Syndrome, RSS）

病徵　皮膚嚴重脫皮（皮屑如雪花飄落）、發炎、紅腫、發燙、有燒灼感、神經痛、極度痕癢、裂開、出水等。由於皮膚已完全失去表面的保護力，容易感染細菌，亦變得異常敏感。即使是最微細的刺激，如洗澡、穿衣、溫度或濕疹轉變等，都會令患者痛苦不適。

濕疹Q&A　護膚品也含類固醇嗎？

有些護膚品，對過敏性肌膚在短短兩天便能見明顯改善的強大效果。這類商品被檢測出含類固醇時，業內人士多半不感意外。

在 2016 年 11 月，有報道指衛生署早前在某大型連鎖化妝店抽驗兩款聲稱可以深層修護及抗衰老的「大美人」面膜，發現含有第 1 部毒藥「氟輕松」的類固醇第質，呼籲市民不要購買和使用。不當或過量使用會引致皮膚及全身性問題，如圓臉、高血壓、高血糖、肌肉萎縮、腎上腺皮質功能不全，甚至骨質疏鬆等副作用。皮膚科醫生指出，由於類固醇能夠抗敏，不排除生產商會不惜犯險，於面膜加入類固醇。

同期，有另一單懷疑精華素含類固醇事件更令人擔憂和憤怒。雖無發現該產品含類固醇，但牽涉到的受害人數眾多，皮膚出現嚴重過敏現象，需要長期治療！該產品被稱為「外敷水光槍」，公司聲稱日本製造，標榜無添加、防敏感及孕婦可使用。多名受害者初用時感到皮膚毛孔縮少，甚有光澤，更有皮膚過敏得到改善；可是一旦停用，皮膚卻立即變差，臉上出現紅疹、灼熱、粗糙、水泡等嚴重過敏情況；有些受害者更曾在餵哺母乳期間使用過該產品，擔心嬰兒同受影響。經皮膚科醫生診治後，都指出此情況屬過度依賴類固醇，即是上述的類固醇上癮和反彈現象。醫生指治療有如戒毒般慢慢減少使用份量，有些人甚至需要數年時間才可完全康復。

其中有受害者透過產品的 QR Code 認證真偽，竟連至一家廣州公司的簡體中文網站，產品包裝上亦無生產地及說明書，懷疑有關產品由內地生產，日本也無該產品出售。她們在網上如實反映用後情況，呼籲他人勿使用，反被該護膚品公司要求刪帖，否則會控告誹謗。受害者向消委會、海關及衛生署投訴，消委會解釋沒有化驗所及法律約束力；海關指該產品並非冒牌產品而拒絕受理；衛生署表示，初步化驗結果顯示產品樣本不含西藥成分，不屬藥劑類的外用產品故不受理。最終結果是受害者投訴無門，身心受創。

所以，選用護膚品時，切勿被大公司的廣告宣傳瞞騙，也別貪圖快見效！

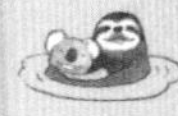

中藥療膚膏：紫雲膏

類固醇藥膏的副作用多，有沒有其他代替藥膏呢？近年，已有不少濕疹患者聽過紫雲膏。紫雲膏起源自明代中醫典籍《外科正宗》的潤肌膚和生肌玉紅膏。後來流傳至日本後，由華岡青洲醫師調整配方並命名為「紫雲膏」，在日本發揚光大。紫雲膏是一種中藥療膚膏，已有不少皮膚病患者使用後得到改善，尤其是濕疹病人。最重要是它天然、無毒性，且沒有副作用。即使給小孩塗抹在嘴唇周邊，不慎吃了也不會危害健康。

紫雲膏的主要成分為：紫草、當歸和麻油。「紫草」為清熱涼血草藥，具清熱解毒之效，以西醫的説法就是殺菌消炎。「當歸」為補血藥，做成藥膏則可滋潤、活血、促進局部血液循環。紫草根與當歸配伍，能發生協同效應，提高殺菌消炎、排膿、止痛、消腫、活血、祛瘀、促進傷口癒合的功效。「麻油」則能滋養潤膚、涼血解毒、療瘡，對皮膚也有修復功能。總括而言，紫雲膏具有殺菌、抑菌的療效，能加速傷口痊癒，又可滋潤皮膚，對蚊叮蟲咬、輕微燙傷、外傷、濕疹、暗瘡、輕度細菌感染等都有幫助，是用途廣泛的皮膚藥膏。

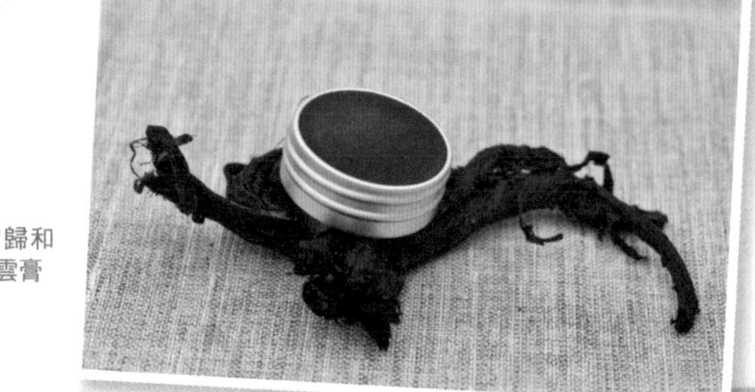

主以紫草、當歸和麻油研製的紫雲膏

由於紫雲膏可自行製作，現時流傳的配方各異，有些只加進紫草，有些會加進其他中藥。我於多年前研究紫雲膏時，發現日本人對紫雲膏療效的研究更深、更廣，連煮紫雲膏的溫度等都有考究。所以要針對濕疹，在選用哪種藥草（例如紫草都有很多相近品種、產地不同的同名植物，最具療效的中藥部位也各異）、加進什麼中藥配伍加強療效、怎樣的配方、用什麼油、製法如何等方面，都會影響療效。縱使名稱同為紫雲膏，因各家成分和配方不同，療效亦各有差別。例如網絡上有配方會加進冰片或薄荷腦，主要目的是塗抹膏藥後產生清涼感覺，達至止痕作用。但這兩種成分較刺激皮膚，而且 G6PD 缺乏症（蠶豆症）患者不宜接觸冰片，以免觸發溶血現象；所以應就個人膚質狀況而選擇哪種配方。

紫雲膏主要用於皮膚「乾」的狀態。如果皮膚乾燥、皸裂或有乾淨的傷口時，紫雲膏能滋潤並修復肌膚。然而一旦皮膚發炎得厲害或起水泡，甚至滲出組織液，紫雲膏的效果就沒那麼好，宜選用其他中藥膏配方。

濕疹 Q&A 紫雲膏會否造成過敏？

紫雲膏中的紫草有透疹作用（即出現紅疹），相當於排毒，所以有些人初期會出現排毒現象。若已使用類固醇一段時間，再塗抹紫雲膏，則有可能出現類固醇反彈現象，如皮膚更痕癢、發炎等，不要誤會這是中藥膏造成的過敏現象。雖然天然植物也可能會造成過敏，但機會率較低。

由於不同生產商的紫雲膏所含中藥的濃度不一，使用前應按個人情況，先向生產商查詢使用量和方法。如使用後皮膚持續紅腫和痕癢，宜先暫停使用。

天然護膚方法：保濕潤膚

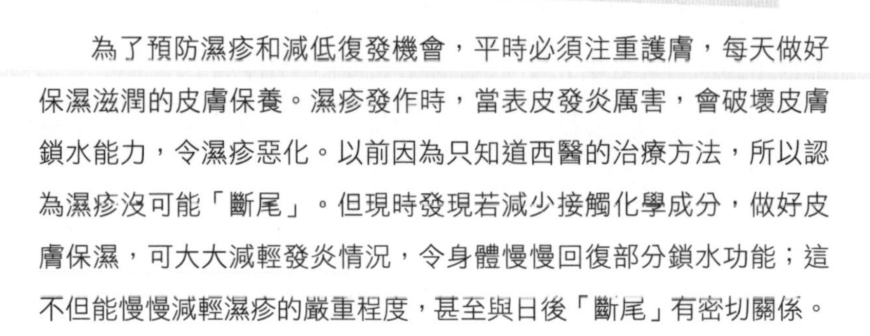

為了預防濕疹和減低復發機會，平時必須注重護膚，每天做好保濕滋潤的皮膚保養。濕疹發作時，當表皮發炎厲害，會破壞皮膚鎖水能力，令濕疹惡化。以前因為只知道西醫的治療方法，所以認為濕疹沒可能「斷尾」。但現時發現若減少接觸化學成分，做好皮膚保濕，可大大減輕發炎情況，令身體慢慢回復部分鎖水功能；這不但能慢慢減輕濕疹的嚴重程度，甚至與日後「斷尾」有密切關係。因此，濕疹患者於任何季節或氣候，都需注意皮膚護理。

作為肌膚的滋潤，最好選用優質的冷壓植物油或植物油製成的油膏，不建議使用礦物油和動物油（如馬油、綿羊油）等。

礦物油

礦物油又稱「石蠟油」，屬於石油副產品，常見的英文名稱有 Mineral Oil、Paraffin 和 Liquid Petrolatum，多被用作乳液、面霜中的保濕劑，如凡士林（Vaseline）。剛開始使用含礦物油的護膚品時會顯得潤澤。不過，由於其透氣性極差，只會封蓋皮膚毛孔，阻礙皮膚正常呼吸，難以排出汗液及廢物。皮膚毛孔亦被堵塞撐大，導致暗瘡的出現。

動物油

用來潤膚的動物油，常見的包括綿羊油、馬油、鴕鳥油等。畢竟要通過殺害動物來獲取動物油，而且油分子一般都比植物油大，不容易被皮膚吸收。近年，因為香港人崇尚日本產品，來自日本的馬油十分流行。馬油護膚效果的確比其他動物油好，但並不比植物油優勝。而且越來越多科學證據，證明植物油比動物油更能保養皮膚。

植物油

對人體肌膚來說，比起礦物油和動物油，植物油的脂肪酸更能順利進入肌膚的角質層和表皮層內被細胞吸收、運用，進而達到保養的真實目的。建議可用如椰子油、甜杏仁油、荷荷巴油、乳木果油等植物油，含豐富脂肪酸，對皮膚有很大的滋潤功效。部分醫學研究更指出，它們或能幫助皮膚改善鎖水情況，或有輕微調節皮膚免疫系統的功能。

同時，亦可加入具有抗敏舒緩效果的植物於植物油中，如金盞花、洋甘菊等，效果更佳。一般乾燥或濕疹情況不太嚴重者，或可因此得到舒緩。但據我的經驗所見，很多患者表示曾以甜杏仁油混合椰子油來潤膚，效果不太理想，皮膚仍然很快變乾。這時候，就要考量是否出於油的品質或等級問題，當然也可以選用其他更滋潤和更具療效的植物油或軟膏。

軟膏、面霜、乳液

除了直接用植物油來塗抹皮膚，還可用植物油造成的軟膏（Ointment）、乳霜（Cream）、乳液（Lotion）等，使用時比單用純油方便，亦可因應天氣、配合不同部位和狀態的肌膚，選擇不同滋潤度的護膚品。如夏天時，可用質地較清爽的乳液、面霜來滋潤臉部。身體皮膚比面部皮膚較少油脂分泌，宜選較滋潤的乳霜或油膏。

軟膏是當中最滋潤的選擇，十分適合極乾燥皮膚和嬰幼兒肌膚。即使不是敏感肌人士，在冬天，腳部都會因乾燥而變得粗糙和痕癢，這時候也適合使用軟膏。在滋潤度方面，外用油膏比液體狀的純油更高。因為油膏的油脂在皮膚表皮能形成保護層，停留的時間更長，所以皮膚的滋潤度最持久！這種軟膏的質地有點像豬油膏或凡士林，很能抵抗乾燥天氣，保濕效果非常好，但切勿誤用質地十分相似、卻是礦物油成分的軟膏。

因為兒子未滿月已兩頰濕疹，除了自學研製紫雲膏外，也四周搜羅天然的潤膚產品。後來在外地訂購了一盒專為濕疹嬰幼兒而設的潤膚膏，最初以為是天然成分，用了感到很不錯，但後來臉部有時會「長粒粒」（出疹）。我查閱了該產品的成分，才發現它主要以礦物油調製，長期使用會令皮膚變薄、逐漸變差，還會阻塞毛孔。為了長期得到真正天然的好效果，我參考了很多不同配方，嘗試以天然植物油去製作質地軟度適中、容易推按的潤膚膏。這種全植物性的潤膚膏，就像為皮膚表面敷上一層鎖水保護膜一樣，但又不像礦物油般，令皮膚不能呼吸。

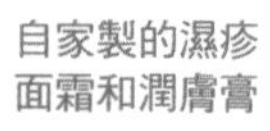
自家製的濕疹
面霜和潤膚膏

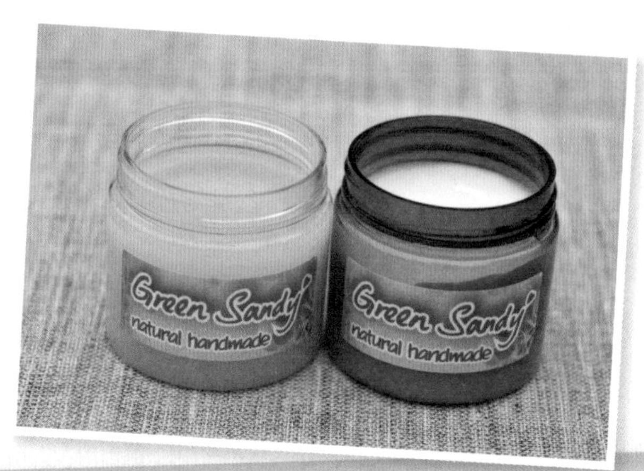

濕疹 Q&A

醫生處方的「豬油膏」會令濕疹惡化？

相信很多有濕疹或皮膚特別乾燥問題的人士，都用過名為「Aqueous Cream BP」或「Emulsifying Ointment」的潤膚膏，俗稱「豬油膏」。每逢秋冬季，很多藥房都把這類產品放在當眼處。因為價格低廉，到政府醫院、母嬰健康院看醫生，常會被處方這種潤膚膏。豬油膏可作為洗澡時的沐浴乳或洗澡後的潤膚膏。塗抹後，有暫時舒緩乾燥和濕疹問題，但長期使用，皮膚卻會越來越差。醫生處方及藥房有售的冷霜（Aqueous Cream BP）及軟膏（Emulsifying Ointment），成分以石蠟（Paraffin）及白蠟（White Soft Paraffin）等石油副產品為主。而冷霜更含有 SLS、防腐劑等。

根據英國巴斯大學的一項研究顯示，冷霜含有界面活性劑（Sodium Lauryl Sulfate, SLS），這種化學物質損害皮膚的角質層，令皮膚病情惡化。在研究中，沒有濕疹的志願者每天在手臂上使用這種產品，4 周後，手臂皮膚角質層的厚度減少 12%，令皮膚的水分流失多 20%，顯示冷霜含有傷害皮膚的成分；研究報告發表在 2010 年《英國皮膚病學》期刊上。研究人員解釋，冷霜會損害角質層，而角質層是皮膚的保護層，負責阻止各種化學物質從皮膚進入身體。如果長期使用冷霜，會使角質層變薄，外界化學物質容易侵入並引起發炎。

對皮膚病患者來說，尤其嬰幼兒，患處皮膚本來就有問題，如果再使用冷霜，病情就更易惡化。英國國家濕疹學會早已建議不要使用含有 SLS 的物質，來治療濕疹等皮膚病。但由於這類產品價格便宜，以及許多醫生過去建議用來治療濕疹的使用習慣，它仍在被錯誤地廣泛使用。

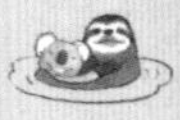

有機手工皂：沐浴洗臉

皮膚的保濕滋潤固然重要，但沐浴時的水溫和清潔用品也要關注。沐浴時，水溫應避免過熱，否則皮膚的表面油脂容易被沖走。冬天因為寒冷，很多人喜歡用較高溫的水淋浴，又有些濕疹患者喜歡用灼熱水去止痕，但熱水會令皮膚表面酸性層損壞，沐浴後會更乾燥和痕癢。

有些濕疹患者使用沐浴乳或肥皂洗澡後，會感到皮膚又乾又痕。原因是他們的淋浴用品，是一般市售含化學界面活性劑的沐浴乳或大量生產的化學肥皂。想改善皮膚，首要就是停用此類化學產品，轉用天然手工皂。

手工皂是油脂、氫氧化鈉、水等 3 種主要材料混合的產物，不需要化學添加物及防腐劑。冷製手工皂中的甘油不會流失蒸發，除了潔淨力高、能滋潤皮膚外，更不會為皮膚造成負擔。淋浴後的肥皂水對環境也不會造成污染，一旦流入大自然，24 小時內就會被細菌分解。

濕疹並非一朝一夕形成。要擺脱濕疹，不要追求如仙丹般的類固醇，給你迅速的療效。即使是遺傳因素造成濕疹或皮膚過敏，但只要從健康生活入手，少接觸化學成分，注重保濕護膚，轉用真正天然健康的手工皂，再加上健康飲食和生活習慣，濕疹不再是煩惱！

第一步很簡單，
就從天然手工皂開始！

濕疹Q&A 甘油知多D

真正護膚的天然冷製手工皂，需要經過約一個月的時間皂化以降低酸鹼值（pH），手工皂獲得足夠皂化後，會自然產生高達 10-15% 的植物甘油，這是保濕潤膚的天然成分，也是手工皂最獨特的成分。

市售肥皂價格便宜，正是因為從中抽去植物甘油，轉售給護膚品生產商製造更高價值的護膚品。甘油也有可能是天然物質和化學物質合成，如在藥房買到的甘油都是價格較低的合成甘油，護膚效果差很多。也有不少手製護膚品加進合成甘油，以達致滋潤效果。

手工皂含有天然的植物甘油，對肌膚的洗淨最溫和，同時具有保濕效果。只要製作過程正確，有足夠時間皂化，製作手工皂並不難。使用手工皂來清潔身體，既不傷皮膚，又不會乾澀。若在手工皂製作時加入不同草藥，如金盞花、紫草等，能加強手工皂本身的功效，更能舒緩如濕疹等的皮膚病。

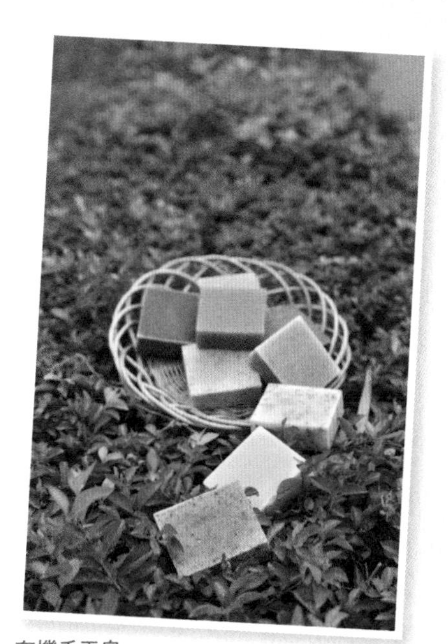

有機手工皂

Chapter 3

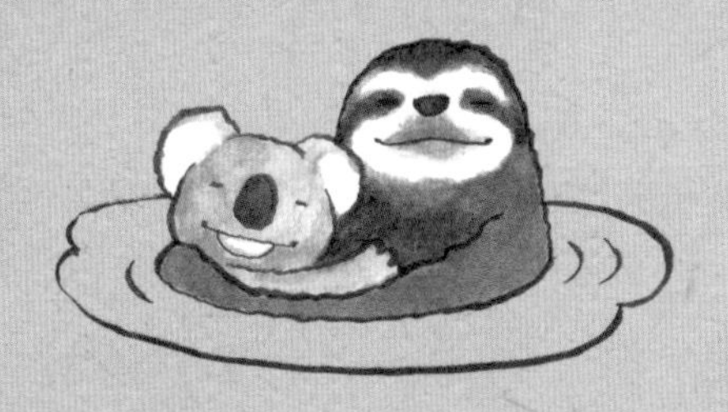

認識
手工皂

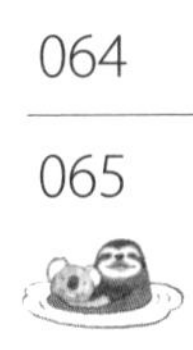

肥皂的成皂原理

皂化反應：

油脂＋鹼＋水 —皂化→ 甘油＋肥皂＋水

製皂的基本材料是油脂，當油脂遇上氫氧化鈉（鹼性物質）會產生化學作用為皂，成為脂肪酸的鈉鹽（肥皂）及甘油，該過程稱為「皂化」。肥皂能使油、水結合，從而產生清潔作用，亦即是所謂的界面活性劑。

手工皂必需材料：

油脂、氫氧化納、水

油脂是一般的天然植物油與動物油，不管是容易取得的葵花油、橄欖油、牛油，或是比較少見的玫瑰果油、月見草油、澳洲胡桃油等，任何能想得到的油脂，都可以用以製作肥皂。

手工皂裏的鹼性物質，一般採用萃取自海鹽成分的氫氧化納（NaOH）。氫氧化鈉是製作手工皂的必要材料，但熟成後的手工皂是不含氫氧化鈉的，因為「皂化」是化學反應，全部的氫氧化鈉已轉化為甘油及肥皂。此外，水（以及奶類、蔬果汁等）扮演了溶化鹼性物質的角色，亦是製皂中不可或缺的材料。

製法大不同

手工皂的製作方法大致分四種：冷製法、熱製法、融化再製法，以及再生法。同一種皂方（如馬賽皂）以不同製法製作，其功效亦有高低之分。所以無論買皂還是製皂，別以為只看成分就能判別清潔力和滋潤度，還要看是用哪一種製法呢！

CP皂・冷製法（Cold Process）

在油與氫氧化鈉混合的皂化過程中，除了最初將油加熱至需要溫度後（標準是 60℃以下），它是不需再另外加熱的製皂方法。脫模後，需要在常溫下放置約 1 個月以上進行皂化，等皂的鹼度下降、成熟，方能使用。

這樣的製作方法，可以避免因高溫而流失部分油脂養分，以及某些油脂變質的情況發生。雖然在製作的過程之中，需要花費較長的時間等皂的鹼度下降及成熟，但由於製法天然，油脂的養分較能保存下來，對皮膚有較好的療效。

冷製法的好處尤其明顯，在四種手工皂製作方法中，最能保存較多的營養，長期使用下來，清潔皮膚時不會對肌膚造成負擔及傷害，皮膚過度出油的問題也能得到改善。但缺點是製作時間非常長，打皂時間要一至兩小時，而且需要時間和地方晾皂，晾得愈久愈緊實，也會更溫和；一般最少須等待三至八個星期以上才完成皂化，可以使用。

本書介紹的手工皂製作以濕疹療效為前提，教的都是對肌膚最有營養的冷製皂。

HP皂・熱製法（Hot Process）

承接冷製皂的基本步（見 Chapter 4〈基本製作步驟〉步驟 1 至 5），但打皂後須將未入模的皂液再度加熱，以斷續加熱的方式藉高溫（約 100℃）加速皂化反應，直至 pH 值接近 7 與 9 之間才入模。脫模後，不用等一個月，做好的皂便可立即使用。有些人量生產的手工皂店或機構因節省時間、人力和地方，多以熱製法製皂。

熱製法屬於持續性加熱，它的好處是製皂時間較冷製皂短、不用花時間等待皂化，也不用找地方來晾皂。缺點是植物油的營養成分都在持續性的高溫下被破壞了。

MP皂‧融化再製法（Melt & Pour）

因為冷製皂和熱製皂都起碼需要花兩小時製作，而且準備原料繁多，打皂亦很費力，所以有些工廠生產一些現成的皂基（Soap Base）供直接使用。現成的皂基是已經皂化完成的皂，但多數不標明全部成分，並含有酒精，質量較差，有些更是化學合成的。

而融化再製法（又名皂基製法），就是利用市面上的現成皂基加熱融化，再放進天然或化學的成分添加物，如乾花、香精、色素等，凝固後便得出成品，脱模後可立即使用。

因為皂基較易造出造型，營造出令人驚艷的效果。以往一般是用來製作各種造型可愛的皂，如菠蘿包、公仔等，多作觀賞性禮物或紀念品。由於製作過程十分簡單，又不涉及氫氧化鈉，適合親子製作。現時也有些天然護理產品店因不懂製作冷製手工皂，又或因考慮到經濟效益會選擇這種製法，以皂基加入植物來製作手工皂或洗頭水。皂基是熱製而成，所以植物油的營養成分會被破壞，質量和成效也一定不及冷製皂來得好。

製皂
Q&A

皂基是什麼？

皂基的英文是Soap Base，一種簡便做皂的基礎原料。皂基就是現成的皂條，由工廠大量生產出來。以前它是由油脂、氫氧化鈉（鹼）、水混合反應皂化而成，再加入添加劑，買回家就已經可以直接用來清潔。

現時皂基大概可分為透明皂基、白色皂基和椰子油皂基。過往皂基多數作為手工藝玩意，加添色素和香精製成特別造型的肥皂。但近年手工皂和天然手製護理產品越來越流行，很多想快速入行的人大多會利用皂基，加工製作不同品種類型的肥皂、沐浴露、洗頭水、洗手液等。

絕大部分的皂基的原料、成分都沒有標示得很清楚，所以就算是售賣店鋪也不知道其全部成分。一般來說，皂基成分有：椰子油、棕櫚油、氫氧化鈉、水、酒精、防腐劑等，用的油都屬於較低質素，有時還可能混合一些動物油脂，甚至用脂肪酸或化學合成物製成，所以成本低廉。而用皂基生產出來的手工皂質素較低，清潔力相當強，對於一般不是很油的肌膚來說，傷害性很大。也因含酒精，對過敏性皮膚帶來刺激。

以皂基所造的手工皂沒有冷製法的天然手工皂所包含的大量天然甘油。天然甘油是一種頂級的保濕劑，使用了含有天然甘油的手工皂，肌膚就像塗上一層滋潤乳液，使肌膚清潔卻不乾澀，滋潤卻不油膩。由於皂基製作的皂缺乏天然甘油，所以有些手作人會額外添加化學甘油來增加保濕度，當然效果也就不及自然產生的天然甘油有益。

- 皂基內含的甘油需要另外添加，也不像天然手工皂含有甘油量高達10-15%。
- 現時大部分皂基是改用化學合成脂肪酸製成，有些肥皂強調「不含皂鹼」，因為整顆肥皂都是化學合成物製成的，當然就不含皂鹼。
- 皂基就算不是由脂肪酸所製，也是用最便宜劣質油或動物油做出來的。很少有人用滋潤的橄欖油造皂基，因為成本相對貴很多。所以皂基造的皂，用後皮膚會較乾。
- 因為皂基的清潔力太強，用後皮膚會較乾澀，所以僅適合油性肌膚的人使用。如果是乾性或敏感性肌膚使用的話，洗完皮膚多半會紅癢。中性肌膚用得多，肌膚也會較乾燥。
- 皂基成分的演變：純天然劣質油脂→脂肪酸→化學合成物

再生皂．再生法（Rebatching）

用已皂化完成的冷製皂刨絲加熱融化、重新塑模，再放置晾乾。晾乾是為了等待皂體裏的水分揮發變硬實，不然皂體會「軟淋淋」；但因為不用再皂化，晾乾時間會較冷製皂的短。於製作過程不涉及氫氧化鈉，主要為了重新塑模，這製法亦適合親子製作。有些 DIY 手工皂班以此作為手工皂入門班，體驗後若感興趣，可再進階學做冷製手工皂。

天然冷製皂 VS 工業香皂

為什麼相比在超市及藥房買到香皂，天然冷製手工皂的售價貴數至十倍，究竟這兩者之間的差別在哪呢？

	天然冷製皂	工業香皂
油脂	採用天然植物油，對肌膚溫和滋潤。針對不同皮膚要求，可選擇不同療效的油脂。	用劣質動植物混合油脂或化工油或回收油。雖具清潔作用，但較刺激皮膚。
香味	採用100%天然植物精油，香味較淡及不持久，但可針對不同皮膚問題，選用不同療效的精油。	採用人工合成香精，香味持久濃烈，但對皮膚及嗅覺神經極具刺激。
色素	採用天然植物添加，如草本浸泡油、乾燥花草、天然礦泥等，色調較自然。	採用人工色素，色澤會較鮮艷均勻，但對皮膚極具刺激。

	天然冷製皂	工業香皂
甘油	會保留在製皂過程會產生10-15%的天然甘油，成為最佳的保濕劑。	工業製皂商會將製皂過程中產生的甘油提取，另外賣給食品或化妝品製造商，令肥皂欠缺保濕力。（甘油的利潤比肥皂還高呢！）
各種添加物	以天然材料作為添加物，由於肥皂屬鹼性，自然已有抗菌能力，不需要再添加抗菌劑。	市售的工業香皂會加入化學合成起泡劑、穩定劑、抗菌劑、潤滑劑、合成香料、合成色素等各種不同的添加劑，對皮膚造成傷害，長期使用會誘發各種皮膚疾病。
環保	是天然的界面活性劑，不含化學成分，與水接觸24小時後就被細菌分解，不會污染地球。	大自然無法分解工業香皂中的人工合成起泡劑、穩定劑、抗菌劑、防腐劑、潤滑劑、化學色素香料等，造成地球污染。

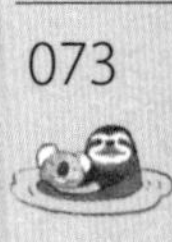

Chapter 4

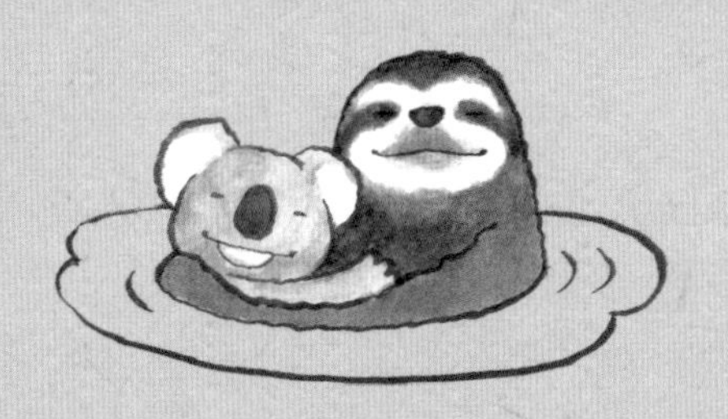

冷製皂的基本步

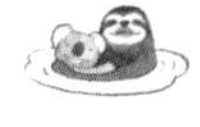

配方計算

手工皂的配方涉及科學化計算，如果你是初學手工皂製作的朋友，建議按照本書的配方一步步照做，成功的機會比較高；若是已有製作手工皂經驗，想改動配方中的油脂比例或者轉換油脂品種，便需要重新計算配方中氫氧化鈉的重量、水的重量及 INS 值。

皂化值： 用來計算所需氫氧化鈉的用量，定義是每一克油脂所需要之氫氧化鈉的克數。

INS 值： 用來計算手工皂完成後的硬度，一般説來，INS 值愈高，做出來的手皂硬度就愈高；INS 值愈低，做出來的手工皂，硬度就愈低。理想的 INS 值是 130 至 170。

減　鹼： 在計算出的理論氫氧化鈉用量上減去數個百分比（3-5%）作為實際用量，原因是避免量度上的誤差，導致氫氧化鈉的實際用量超過理論值，令至成品皂的鹼值過高。

常用油脂與氫氧化鈉的皂化值及 INS 值

油脂種類	皂化值	INS 值
甜杏仁油 Almond Sweet Oil	0.1360	97
牛油果油 Avocado Oil	0.1339	99
蜂蠟 Beeswax	0.0690	84

油脂種類	皂化值	INS 值
山茶花油 Camellia Oil	0.1362	108
芥花油 Canola Oil	0.1241	56
蓖麻油 Castor Oil	0.1286	95
可可脂 Cocoa Butter	0.1370	157
椰子油 Coconut Oil	0.1900	258
月見草油 Evening Primrose Oil	0.1357	30
葡萄籽油 Grapeseed Oil	0.1265	66
荷荷芭油 Jojoba Oil	0.0690	11
芝麻油 Sesame Oil	0.1330	81
榛果油 Hazelnut Oil	0.1390	94
橄欖油 Olive Oil	0.1340	109
棕櫚油 Palm Oil	0.1410	145
棕櫚仁油 Palm Kernel Oil	0.1560	227
米糠油 Rice Bran Oil	0.1280	70
乳木果脂 Shea Butter	0.1280	116
杏桃仁油 Apricot Oil	0.1350	91
葵花籽油 Sunflower Seed Oil	0.1340	63
玫瑰果油 Rosehip Oil	0.1330	16

用本書艾草皂配方作例子，計算方法如下：

材料（總油量600g）	重量	皂化值	INS值
油脂A　椰子油 Coconut Oil	180g	0.19	258
油脂B　棕櫚油 Plam Oil	240g	0.141	145
油脂C　橄欖油 Olive Oil	180g	0.134	109
氫氧化鈉 NaOH	89g	N/A	N/A
艾草水 Water	221g	N/A	N/A

所需氫氧化鈉重量

公式：

（油脂A重量×油脂A皂化值）+（油脂B重量×油脂B皂化值）+
（油脂C重量×油脂C皂化值）

代入艾草皂配方：

油脂A（椰子油180g×皂化值0.19）+
油脂B（棕櫚油240g×皂化值0.141）+
油脂C（橄欖油180g×皂化值0.134）=
所需氫氧化鈉重量：92.16g

因減鹼 3%，實際所需氫氧化鈉重量：

92.16g × 0.97 ＝ 89.40g（四捨五入後是89g）

成品皂的 INS 值

公式：

［（油脂A重量×油脂A INS值）＋（油脂B重量×油脂B INS值）＋（油脂C重量×油脂C INS值）］÷ 總油量

代入艾草皂配方：

［油脂A（椰子油180g×INS值258）＋
油脂B（棕櫚油240g×INS值145）＋
油脂C（橄欖油180g×INS值109）］÷ 總油量600g＝
INS值：168.1（四捨五入後是168）

水量

公式：

配方中未減鹼前氫氧化鈉的重量×2.4

代入艾草皂配方：

92.16g×2.4 ＝ 水量221.18g（四捨五入後是221g）

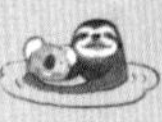

製作工具

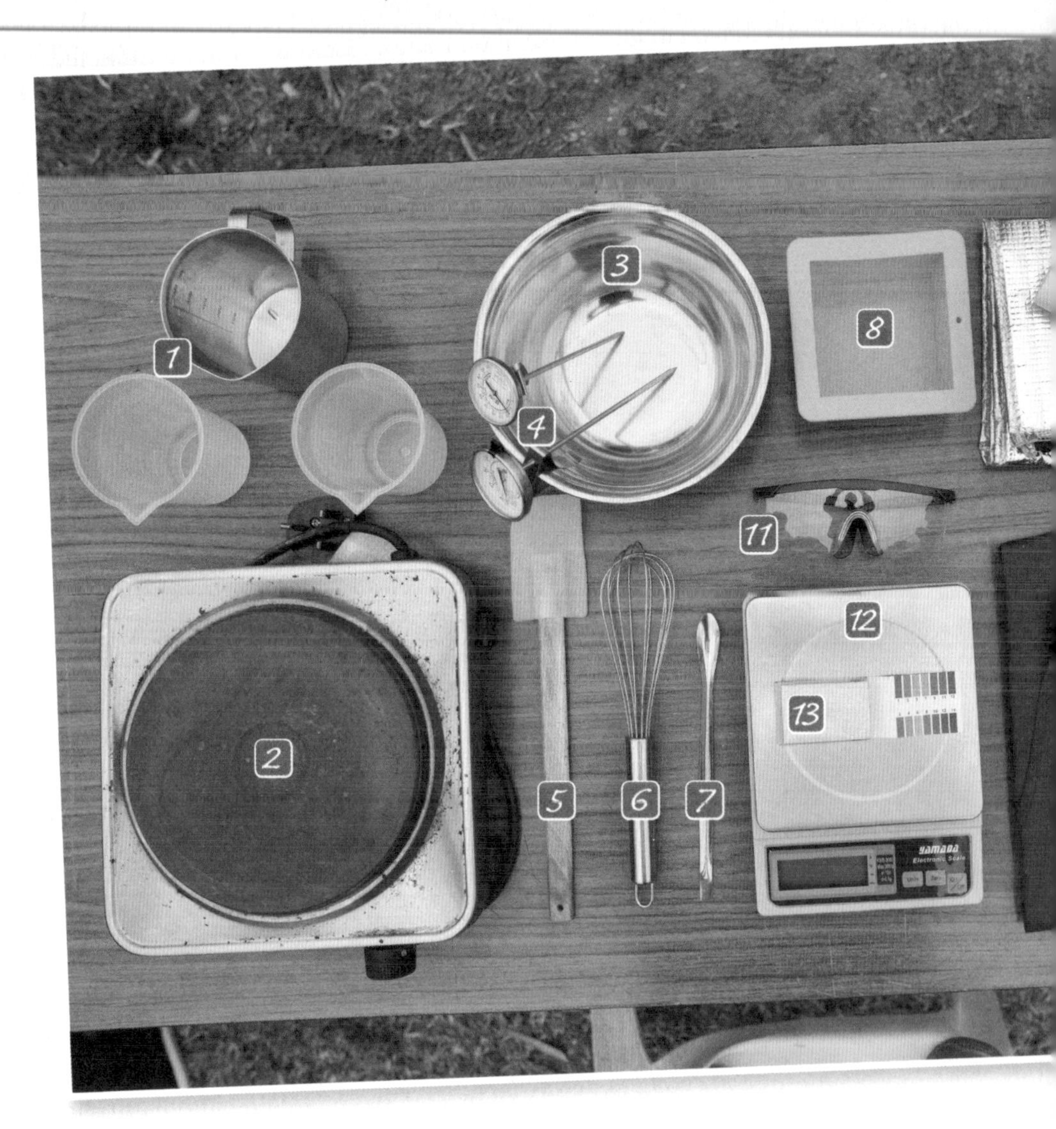

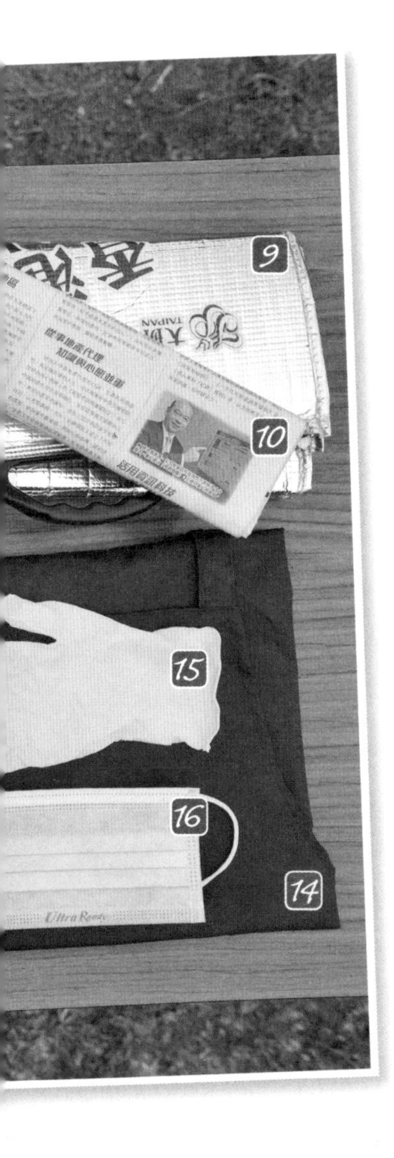

1 膠或鋼量杯 3 個：1 個裝氫氧化鈉，1 個裝蒸餾水，1 個裝油脂。

2 電爐：使用家用電磁爐亦可，用來加熱油脂。

3 不鏽鋼鍋：容量大小宜約 1200-1600ml，用來混合及加熱各種油脂。

4 溫度計 2 枝：分別測量氫氧化鈉及油脂的溫差不多於 10°C。

5 刮刀：將皂液乾淨刮入矽膠模。

6 手動打蛋器：用來攪拌皂液至 Trace 階段。

7 攪拌工具：用來混合氫氧化鈉和蒸餾水。

8 矽膠模：用來盛載製作好的皂液待皂化、定型。

9 保溫袋：將矽膠模放入保溫袋內保溫 2 至 3 天，避免潮濕天氣妨礙肥皂定型。

10 舊報紙：製作前鋪在工作桌上。

11 護目鏡：避免氫氧化鈉或皂液彈入眼睛；如果已佩戴眼鏡，可不用佩戴護目鏡。

12 電子磅：用來測量各種製作油脂及材料。由於配方份量的準確性足以影響成皂與否，測量工具以電子磅最佳。

13 pH 值試紙：用來測試手工皂的 pH 值，9 度或以下才適合使用。

14 圍裙：保護衣物，但應避免與烹飪用圍裙混合使用。

15 膠手套：保護雙手，避免製作時濺到強鹼水。

16 口罩：在室內溶鹼時，佩戴口罩避免吸入腐蝕性氣體；如在空氣流通的戶外製皂，可以不用佩戴。

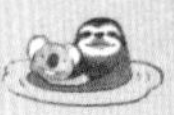

基本製作步驟

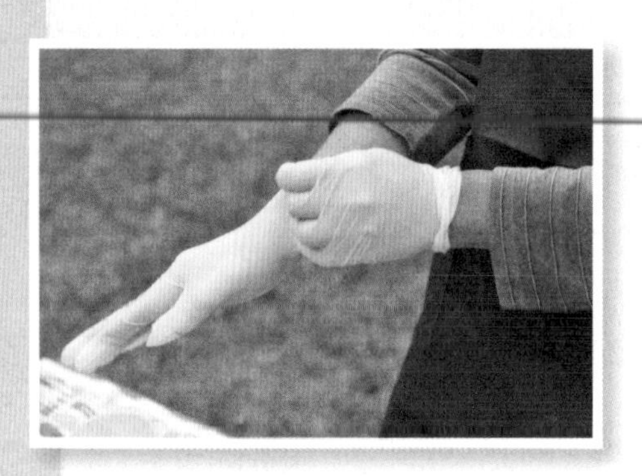

Step 1 準備工夫

先墊好報紙，再點算所需工具及材料，帶上圍裙、口罩、護目鏡和膠手套。

⚠ 氫氧化鈉是強鹼，有高度腐蝕性，所以在製作過程中絕不能讓皮膚接觸到氫氧化鈉及鹼水；萬一接觸到皮膚，要馬上用大量清水沖洗。

Step 2 製作鹼水

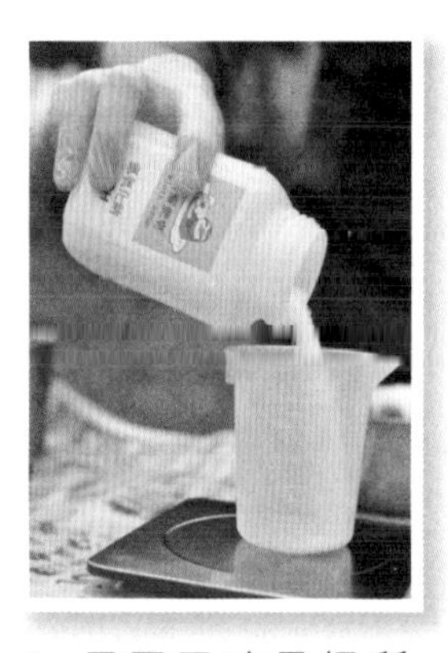

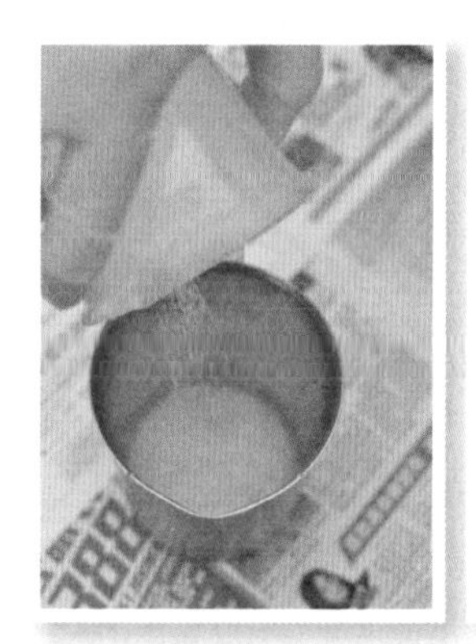

1. 用電子磅量好所需氫氧化鈉和蒸餾水的份量。

2. 將蒸餾水倒入量杯，再於戶外或空氣流通處將氫氧化鈉倒入水中，馬上攪拌水中的氫氧化鈉十數下後，等待至清澈，此時會產生刺鼻的氣體，液溫度也隨之升高；備用。

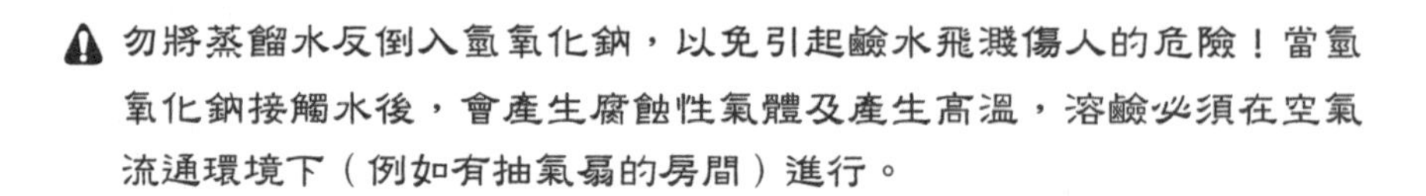

⚠ 勿將蒸餾水反倒入氫氧化鈉，以免引起鹼水飛濺傷人的危險！當氫氧化鈉接觸水後，會產生腐蝕性氣體及產生高溫，溶鹼必須在空氣流通環境下（例如有抽氣扇的房間）進行。

Step 3 調和油脂

量好各種油脂的所需份量，倒入不鏽鋼鍋內攪拌混和，並用電爐加熱至 40-50°C。

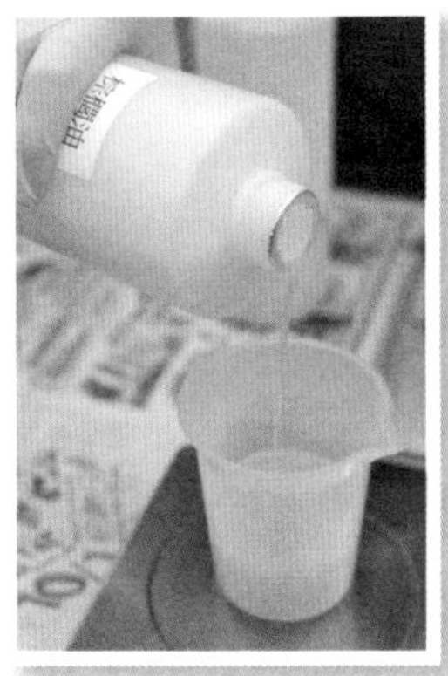
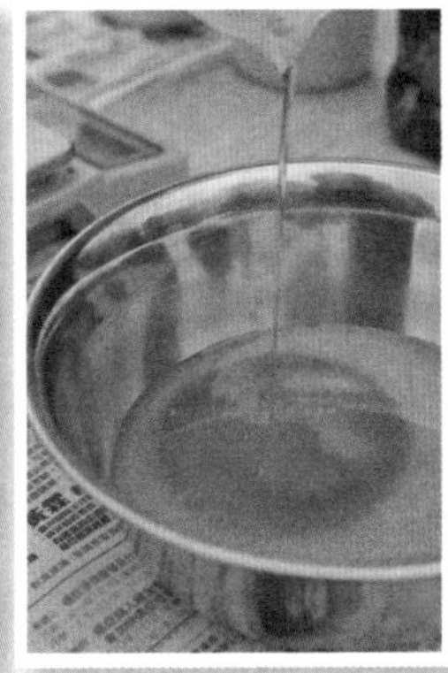
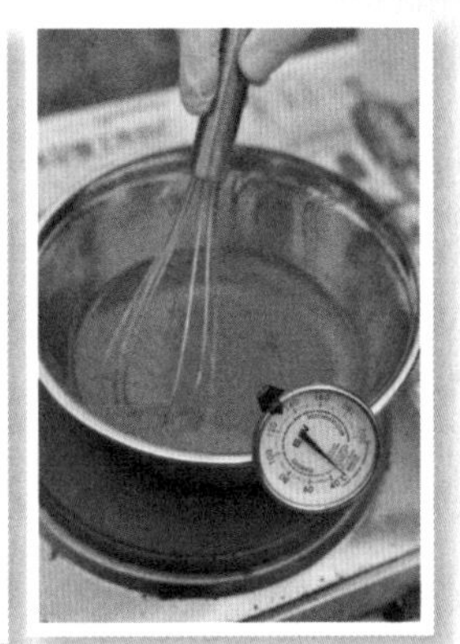

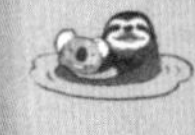

Step 4 混合鹼水與油脂

待鹼液冷卻至約 40-50°C，油脂同樣約 40-50°C，兩者相差不多於 10°C，即可混合攪拌。

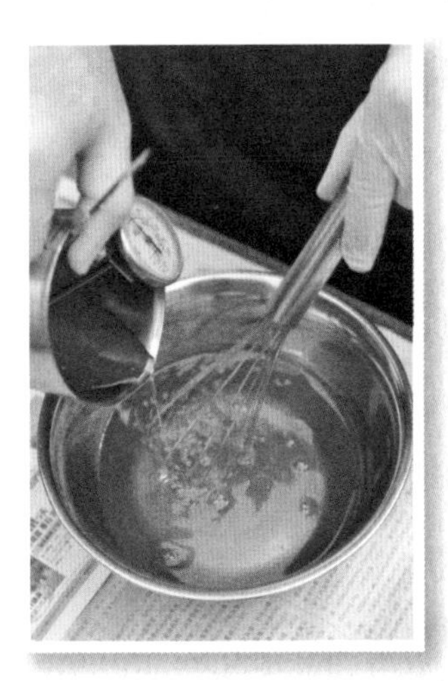

Step 5 打皂

用手動打蛋器攪拌約 30 至 60 分鐘，至皂液轉為濃稠，並開始在鍋邊留下較厚皂液，直至在皂液表面能劃出花紋，Trace 剛剛好，便可加入精油，一起攪拌均勻。

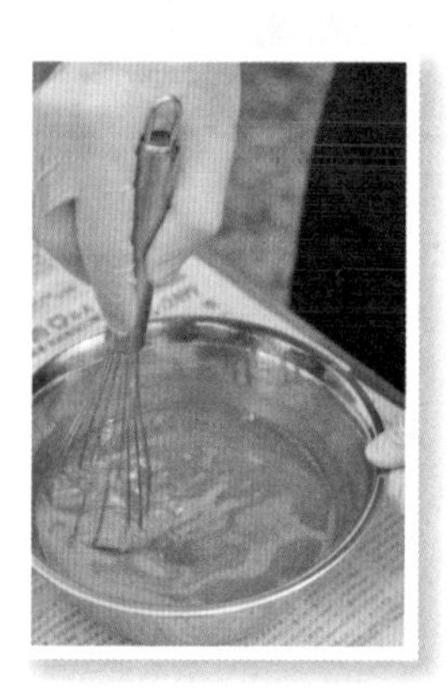

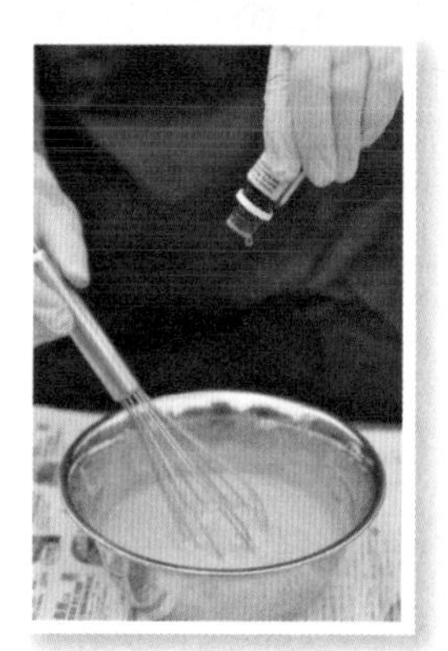

Step 6 入模、保溫

加入精油後攪拌數分鐘，便可將皂液倒入矽膠模，放入保溫袋內保溫。若怕移動矽膠模時會傾瀉皂液，也可以先再用保鮮紙封好，才再放入袋內。

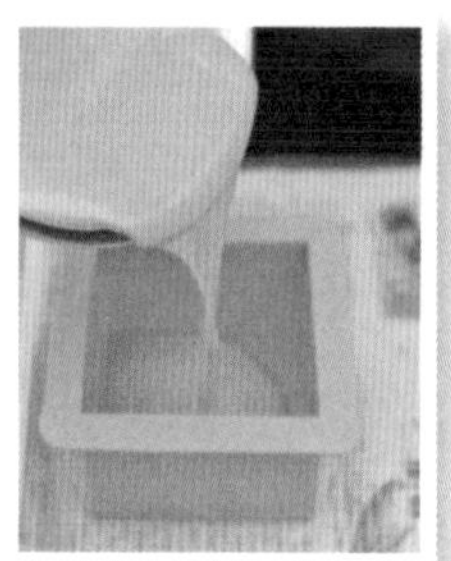

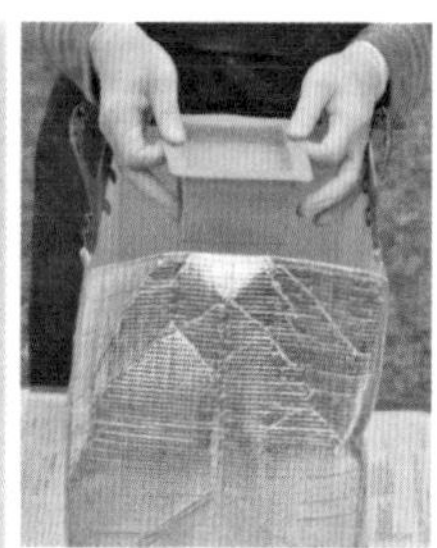

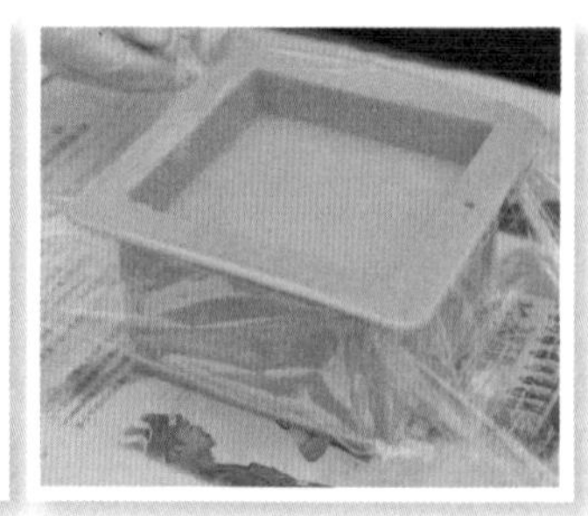

Step 7 脫模

待 2 至 3 天後便可脫模倒出，脫模後風乾 1 至 2 天，依自己喜歡的大小形狀切皂，再放在通風處 4 周後，測試 pH 值 9 度或以下，便能開始使用。

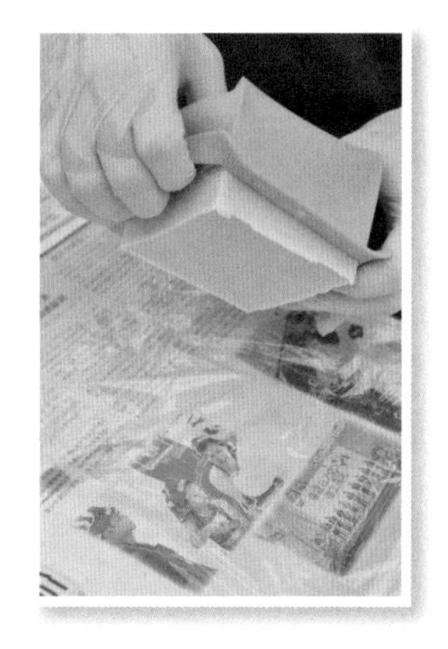

基本製作步驟 Video

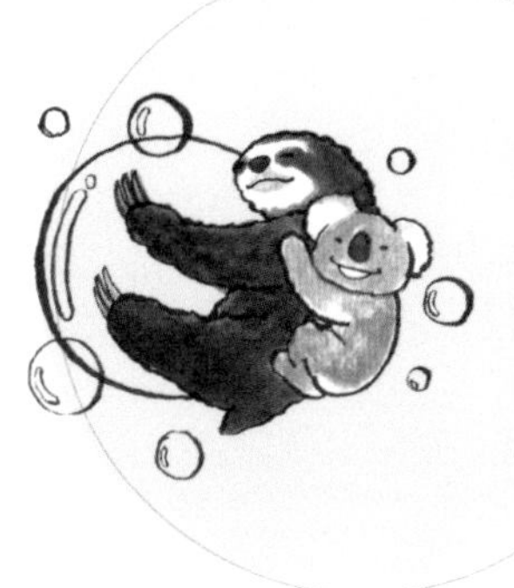

樹懶小貼士

所有冷製皂的做法大同小異，只要將「15 款濕疹手工皂療方」套入這個基本製作方程式就可以了，十分簡單！

若環境所限，室內空氣不流通，可預先將蒸餾水或草藥水放入冰格，製成冰粒放入量杯，再分數次加入氫氧化鈉製作鹼；每次分批加入氫氧化鈉都要攪拌直至溶解，才再加入下批氫氧化納的份量，這樣便不會產生刺鼻氣體。

Chapter 5

15 款濕疹皂

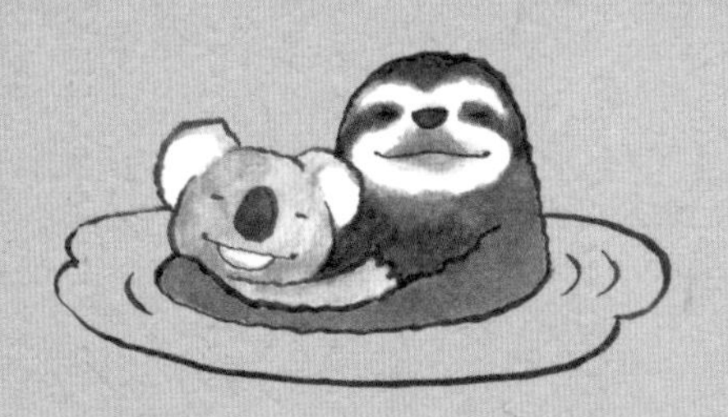

濕疹
手工皂療方

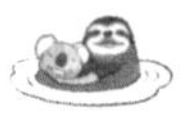

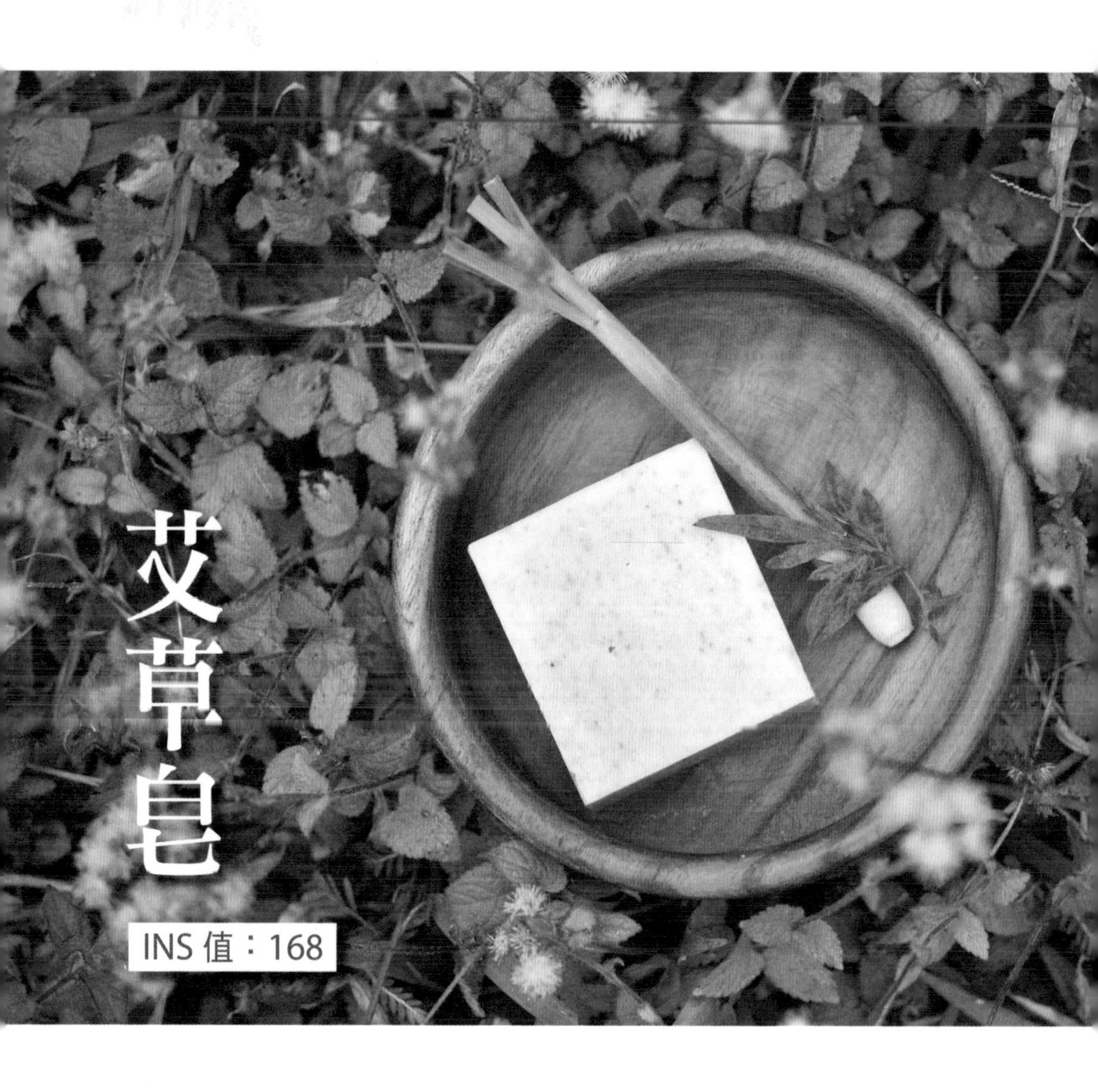
艾草皂
INS 值：168

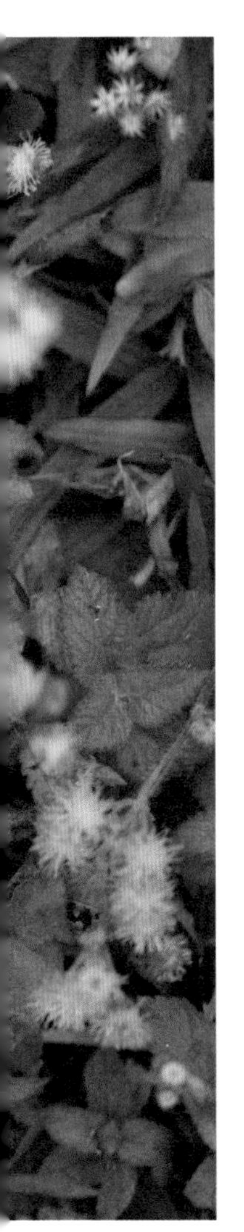

清潔力——	●●●●●○○○○○
起泡力——	●●●●○○○○○○
保濕度——	●●●●○○○○○○
硬　度——	●●●●●●●●○○
穩定度——	●●●●●●●○○○

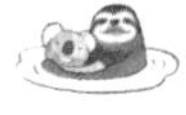

散寒除濕、溫通氣血

艾草皂的油脂用了橄欖油、棕櫚油和椰子油，是純植物油皂的最典型配方。它的優點包括潔淨泡沫多、質地堅硬、保濕力強以及穩定性高，另加入艾草及香茅精油，有除臭、抗感染、殺菌、平衡油脂的功效。

艾草有散寒除濕、溫通氣血、通經活絡及抗菌的功效，能治療多種皮膚病，包括濕疹、癬疥、皮膚痕癢等。但要注意只對寒濕型的濕疹有效，未必適合濕熱型的濕疹人士。

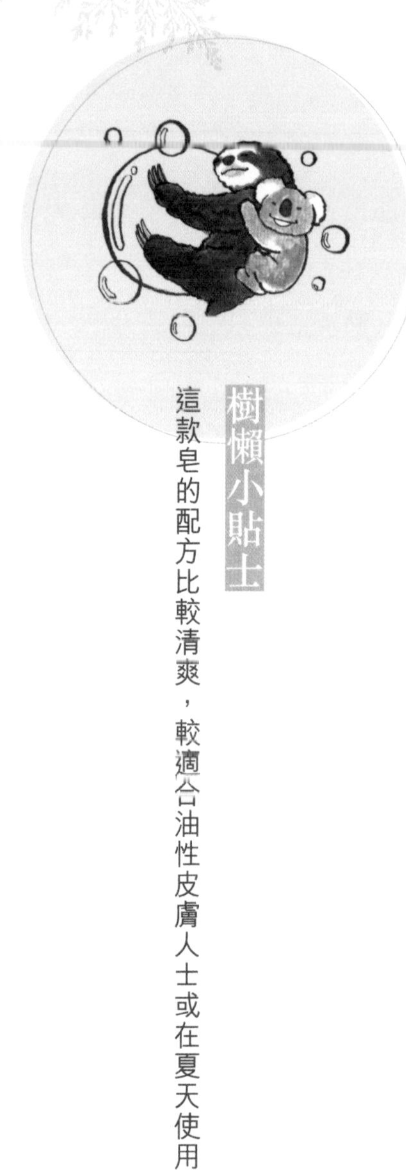

樹懶小貼士

這款皂的配方比較清爽，較適合油性皮膚人士或在夏天使用。

材料

椰子油	180g
棕櫚油	240g
橄欖油	180g
氫氧化鈉（已減鹼 3%）	89g
艾草水	221g
香茅精油	100 滴
乾艾草粉（選用）	3g

艾草水材料

乾艾草	15g
蒸餾水	900g

製作過程

1. 將 15g 乾艾草加入 900g 蒸餾水煮 10 至 15 分鐘，隔渣取艾草水，待冷卻至室溫。
2. 將 89g 氫氧化鈉加入 221g 艾草水，馬上攪拌十數下，靜置待冷卻。
3. 將 180g 椰子油、240g 棕櫚油和 180g 橄欖油倒入不鏽鋼鍋攪拌混合，再用電爐加溫，一邊攪拌直至 40 至 50°C。
4. 等待鹼水也冷卻至 40 至 50°C，便可把鹼水加進油脂裏進行打皂。
5. 用手動打蛋器攪拌皂液約 30 至 60 分鐘至濃稠，開始在鍋邊留下較厚皂液，並能在皂液表面劃出花紋，便可加入香茅精油和乾艾草粉，一起攪拌至均勻。
6. 數分鐘後，便可將皂液倒入矽膠模內，再將矽膠模放入保溫袋內保溫，待 2 至 3 天後便可脫模倒出。
7. 脫模後再風乾 1 至 2 天，依自己喜歡的大小形狀切皂。把皂放在通風處 4 周後，測試 pH 值 9 度或以下，便能開始使用。

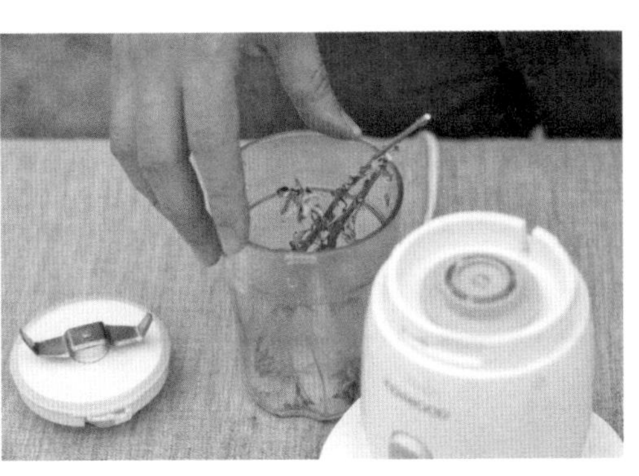

可用家用磨粉機將艾草打成粉。

紫草皂

INS 值：151

清潔力	3/10
起泡力	2/10
保濕度	6/10
硬　度	5/10
穩定度	7/10

涼血消炎、解表透疹

紫草屬中草藥，最常用於製作紫雲膏。它能涼血、活血、解表透疹，有極佳的消炎作用，有效治療濕疹、暗瘡和水火燙傷，適合血熱型濕疹人士。除了紫草，配方中加入薰衣草精油，有助舒緩濕疹、燙傷、消炎，以及加速傷口癒合的作用。

紫草可在中藥店買到，但要小心不要買錯，因為中藥店對紫草的叫法有很多種，例如紫草根、紅紫草、軟紫草等；一不小心，便會買錯了一些也叫「紫草」的中藥材（有些賣手工皂的業者也用錯了呢）！買的時候，可以參照本書的紫草相片，應為深紫紅色的根部植物。

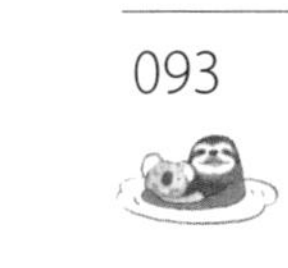

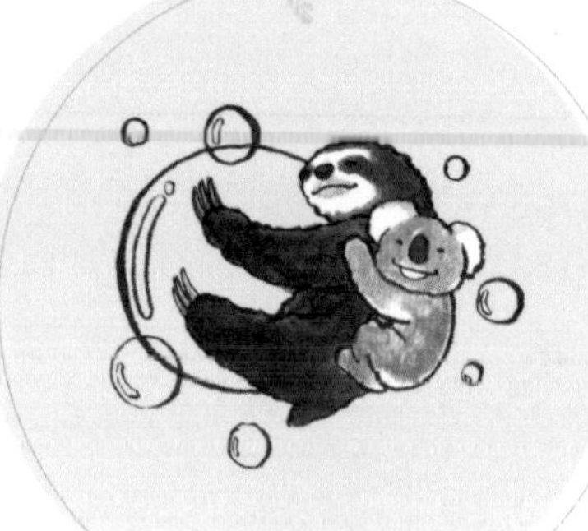

樹懶小貼士

此款皂的配方較滋潤，適合乾性、敏感性皮膚人士，或在秋冬天使用。

材料

乳木果脂	30g
椰子油	120g
棕櫚油	210g
紫草浸泡橄欖油	240g
氫氧化鈉（已減鹼 5%）	84g
蒸餾水	212g
薰衣草精油	100 滴

紫草浸泡橄欖油

紫草	20g
橄欖油	1000ml

製作過程

1. 將 20g 紫草加入 1000ml 橄欖油浸泡最少 1 個月，油色會愈見紫紅；隔渣取油，備用。
2. 將 84g 氫氧化鈉加入 212g 蒸餾水，馬上攪拌十數下，靜置待冷卻。
3. 將 30g 乳木果脂、120g 椰子油、210g 棕櫚油和 240g 紫草浸泡橄欖油倒入不鏽鋼鍋攪拌混合，再用電爐加溫，一邊攪拌直至 40 至 50°C。
4. 等待鹼水也冷卻至 40 至 50°C，便可把鹼水加進油脂裏進行打皂。
5. 用手動打蛋器攪拌皂液約 30 至 60 分鐘至濃稠，開始在鍋邊留下較厚皂液，並能在皂液表面劃出花紋，便可加入薰衣草精油，一起攪拌至均勻。
6. 數分鐘後，便可將皂液倒入矽膠模內，再將矽膠模放入保溫袋內保溫，待 2 至 3 天後便可脫模倒出。
7. 脫模後再風乾 1 至 2 天，依自己喜歡的大小形狀切皂。把皂放在通風處 4 周後，測試 pH 值 9 度或以下，便能開始使用。

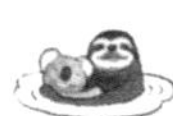

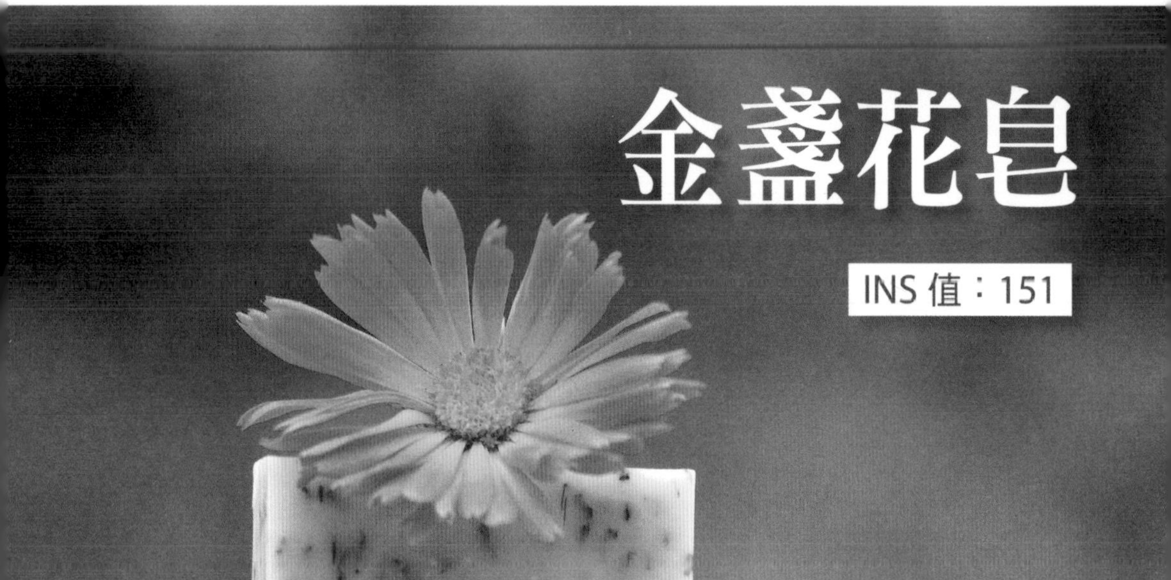

金盞花皂

INS 值：151

清潔力——

起泡力——

保濕度——

硬　度——

穩定度——

消炎消腫、防痕癢

秋天播種的金盞花，一至四月是綻放之時。金盞花是西方草藥，對紓緩濕疹尤其顯著，現成的乾金盞花可在花茶店買到。

金盞花有很的好抗氧化功能，具有殺菌、消炎和消腫作用，對濕疹、皮膚敏感及痕癢很有幫助。添加尤加利精油能增強殺菌、抗病毒的能力，有效預防呼吸系統疾病。

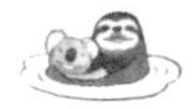

材料

棕櫚仁油	150g
棕櫚油	210g
金盞花浸泡橄欖油	240g
氫氧化鈉（已減鹼 5%）	81g
蒸餾水	204g
尤加利精油	100 滴
金盞花瓣（選用）	5g

金盞花浸泡橄欖油

乾金盞花	20g
橄欖油	1000ml

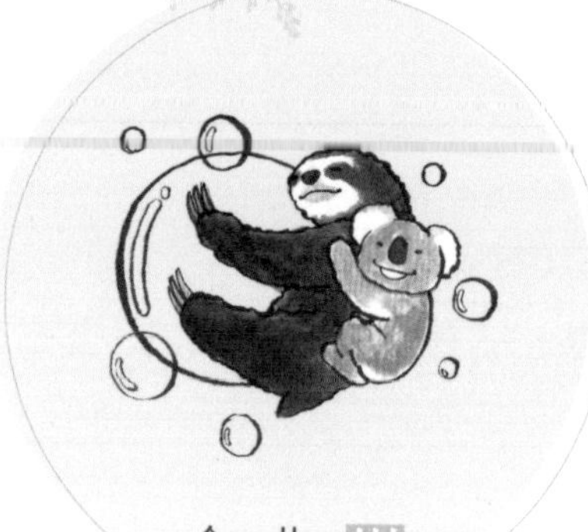

樹懶小貼士

此款皂的配方以棕櫚仁油取代椰子油，令成品皂更滋潤溫和，特別適合小朋友。若是2歲以下嬰兒使用，建議不要加精油。

製作過程

1. 將 20g 乾金盞花加入 1000ml 橄欖油浸泡最少兩星期，隔渣取油，備用。
2. 將 81g 氫氧化鈉加入 204g 蒸餾水，馬上攪拌十數下，靜置待冷卻。
3. 將 150g 棕櫚仁油、210g 棕櫚油和 240g 金盞花浸泡橄欖油倒入不鏽鋼鍋攪拌混合，再用電爐加溫，一邊攪拌直至 40 至 50°C。
4. 等待鹼水也冷卻至 40 至 50°C，便可把鹼水加進油脂裏進行打皂。
5. 用手動打蛋器攪拌皂液約 30 至 60 分鐘至濃稠，開始在鍋邊留下較厚皂液，並能在皂液表面劃出花紋，便可加入尤加利精油和金盞花瓣，一起攪拌至均勻。
6. 數分鐘後，便可將皂液倒入矽膠模內，再將矽膠模放入保溫袋內保溫，待 2 至 3 天後便可脫模倒出。
7. 脫模後再風乾 1 至 2 天，依自己喜歡的大小形狀切皂。把皂放在通風處 4 周後，測試 pH 值 9 度或以下，便能開始使用。

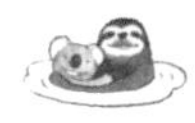

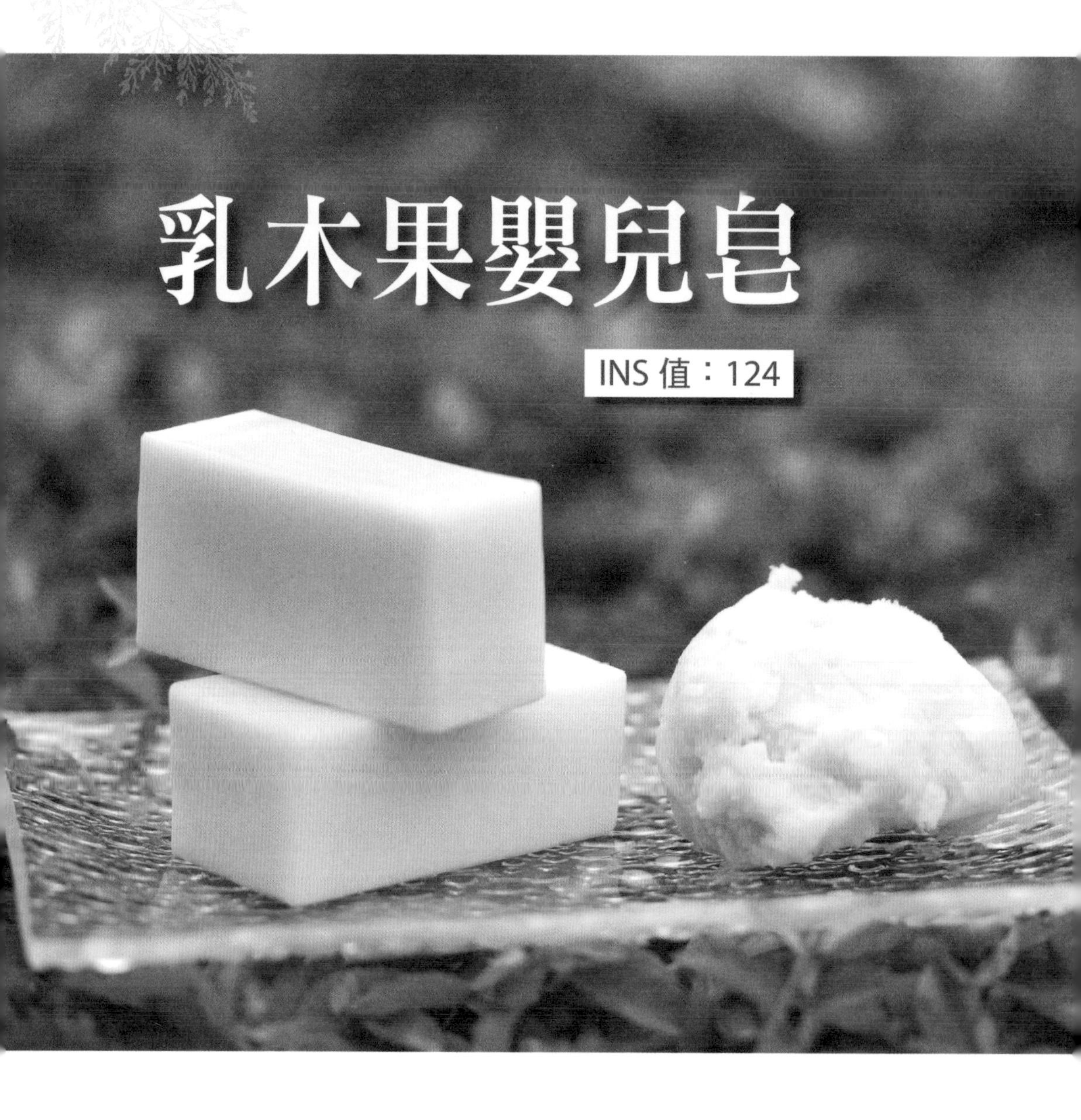
乳木果嬰兒皂
INS 值：124

清潔力——

起泡力——

保濕度——

硬　度——

穩定度——

滋潤溫和、修復受損皮膚

乳木果脂（Shea Butter）提取自「乳油木」，原產於非洲，是一種具有神奇保養功效的植物。這種硬木大多生長在非洲塞內加爾與尼日利亞之間的熱帶雨林，成年樹高達 15 至 20 米，每年 12 月至 3 月之間開花，其果實「乳木果」擁有豐富的油脂，約佔果核體積的一半。

乳木果脂蘊含豐富的維他命 A 及 E，當中具有極佳的修護、抗炎、抗癢、肌膚癒合等功效，療效成分比例高達 8%（一般植物油比例還不到 1%），最適合嬰兒及過敏性肌膚的人使用。一直以來，乳木果脂都是高級的護膚品材料，其防曬作用佳，能修復受損皮膚，以及在乾燥皮膚上形成一層保護膜。這次把乳木果脂加入手工皂配方，油脂比例更高達 40%，滋潤程度可想而知。用乳木果脂造出來的手工皂質地極溫和，保濕力高、滋潤但不會笠，皂體硬且耐用。

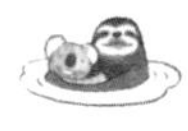

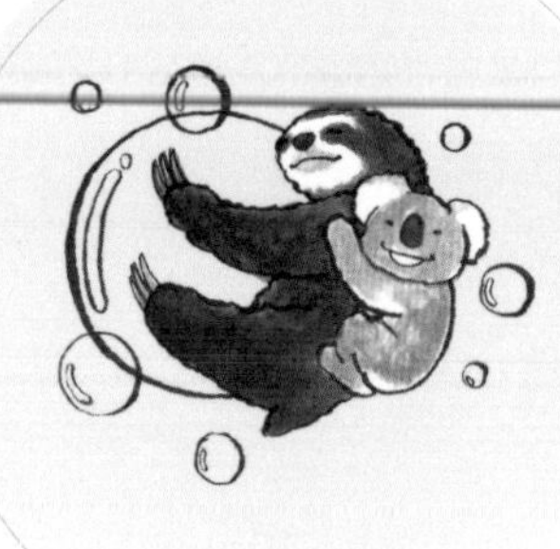

樹懶小貼士

這款皂特別設計給2歲以下至初生嬰兒使用，不加任何精油，皮膚特別乾燥人士或者在冬天也適合使用。

材料

乳木果脂	240g
椰子油	60g
牛油果油	120g
橄欖油	180g
氫氧化鈉（已減鹼 5%）	78g
蒸餾水	197g

製皂Q&A

出現「假皂化」怎麼辦？

當配方中固體油脂的比例較高時，很容易出現「假皂化」現象。當打皂時，皂液溫度隨時間逐漸下降，固體油脂也逐漸凝結，使皂液黏稠好像是 Trace 的狀態，其實只是凝結而不是皂化，此時可將皂液加溫而避免此情況發生。所以，此配方的操作溫度需要略高（50 至 60°C）。

製作過程

1. 將 78g 氫氧化鈉加入 197g 蒸餾水，馬上攪拌十數下，靜置待冷卻。
2. 先溶解 240g 乳木果脂，再將 60g 椰子油、120g 牛油果油和 180g 橄欖油一同倒入不鏽鋼鍋攪拌混合，並用電爐加溫，一邊攪拌直至 50 至 60°C。
3. 等待鹼水也冷卻至 50 至 60°C，便可把鹼水加進油脂裏進行打皂。
4. 用手動打蛋器攪拌皂液約 30 至 60 分鐘至濃稠，開始在鍋邊留下較厚皂液，並能在皂液表面劃出花紋。
5. 將皂液倒入矽膠模內，再將矽膠模放入保溫袋內保溫，待 2 至 3 天後便可脫模倒出。
6. 脫模後再風乾 1 至 2 天，依自己喜歡的大小形狀切皂。把皂放在通風處 4 周後，測試 pH 值 9 度或以下，便能開始使用。

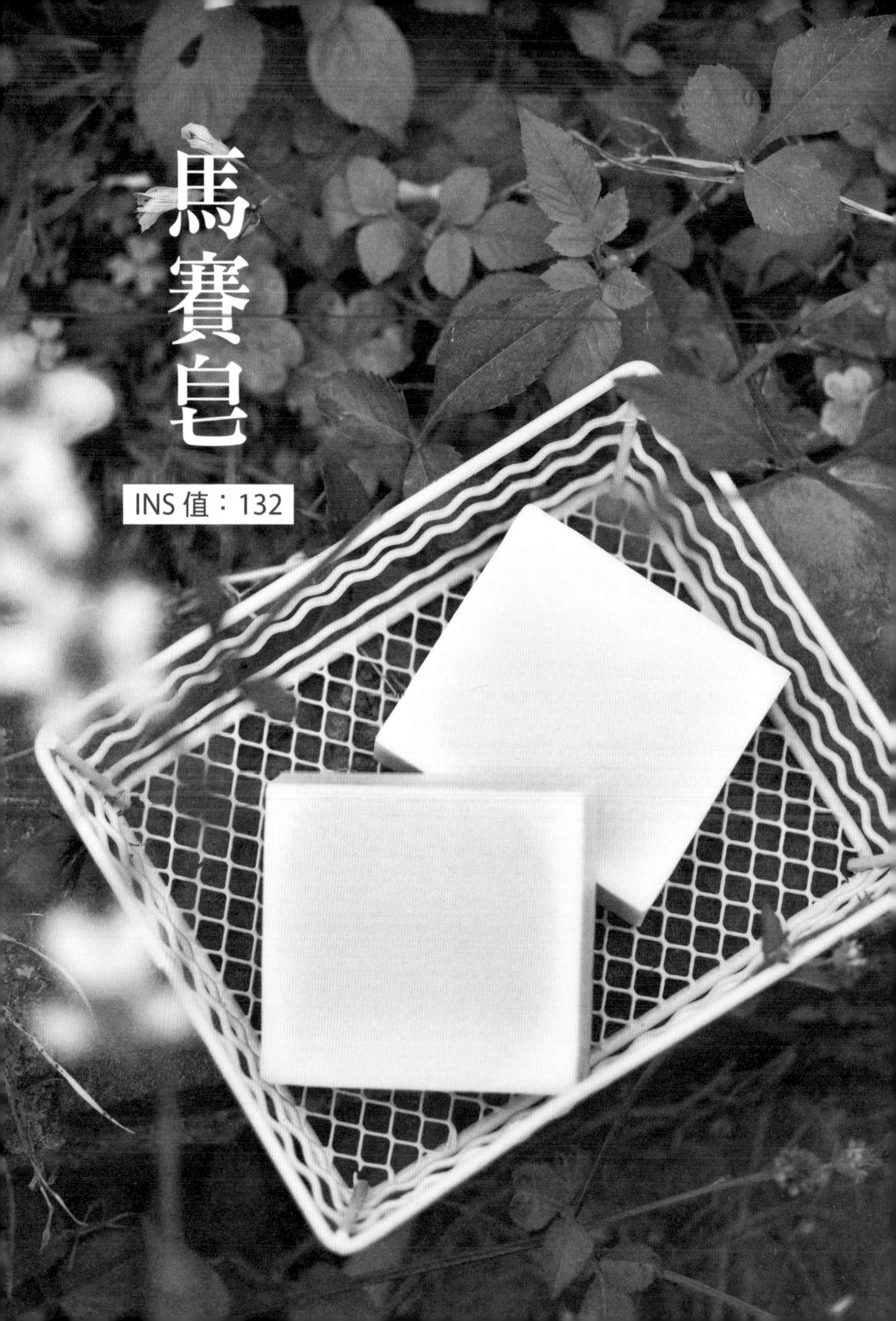
馬賽皂
INS 值：132

清潔力	1/10
起泡力	1/10
保濕度	9/10
硬　度	1/10
穩定度	2/10

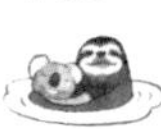

滋潤保濕、豐富維生素

在 1688 年，法王路易 14 世將肥皂的生產權獨家交給馬賽城，並進行嚴格的品質管理，只採用 100% 橄欖油製造。後來因為橄欖失收，才改用 72% 橄欖油，以其他油脂取代餘下的 28%。由於此皂最初在馬賽城獨家生產，故名「馬賽皂」；但現今造皂時只要使用了 72% 橄欖油，便能稱之為馬賽皂了。

橄欖油含有豐富的油酸和亞麻油酸，分子較細，能製造出高滋潤度及保濕度的肥皂。當然，橄欖油有等級之分，功效也有差別，由最頂級至普通質素的分別是：

・Extra-virgin Olive Oil 特級初榨橄欖油

選用新鮮採摘的橄欖果實經冷壓而成，每 100 克油的油酸度必須低於 0.8%，能保持橄欖的天然果香，色澤金黃帶天然青綠色，而維生素、多酚類等營養價值也能夠保持在最高水平。

・Virgin Olive Oil 初榨橄欖油

次一等的冷壓優質橄欖油，每 100 克油的油酸度必須低於 2%，仍保留豐富的營養價值。

· **Pure Olive Oil 純橄欖油**

經過加熱及化學處理的橄欖油，混合約 10 至 20% 的特級初榨橄欖油或初榨橄欖油。特點是顏色較淺，味道較清淡，營養價值大減。

· **Extra Light Olive Oil 清淡橄欖油**

所含的精練油成分超過 90%，屬低質量的橄欖油，已失去橄欖果實的天然果香及營養成分，味道十分清淡。

· **Pomace Olive Oil 橄欖楂油**

橄欖渣是經過第一道或第二道的橄欖果實冷壓之後留下來的殘渣，大部分會直接當成有機堆肥，但因為裏面還存有非常少量的油脂成分，有些製造商會大量收購這些果渣，再加入化學溶劑「正己烷」。操作上很難 100% 的完全去除正己烷，吃多了恐怕有增加罹癌的風險！很多國家現在已經嚴格禁用，國際橄欖油協會也不鼓勵人體直接食用這類的橄欖油。

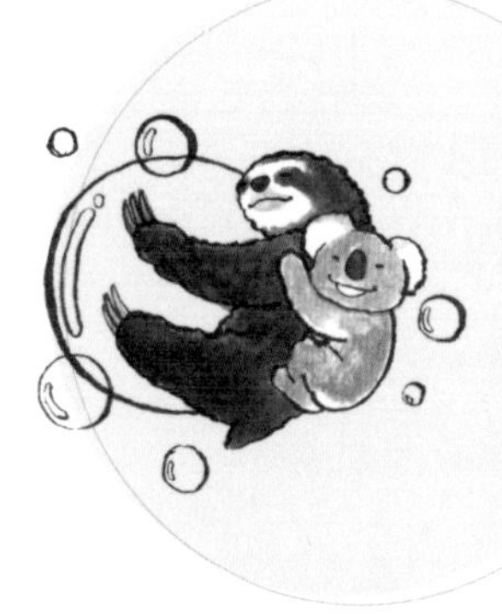

樹懶小貼士

這款配方特別加入乳木果脂，是高級版馬賽皂，特別適合皮膚乾燥人士及在冬天使用。但是，由於香港天氣潮濕，所以不建議在夏天使用，避免令馬賽皂因過於軟身而不耐用。

材料

乳木果脂	78g
椰子油	90g
橄欖油	432g
氫氧化鈉（已減鹼 5%）	81g
蒸餾水	204g

製作過程

1. 將 81g 氫氧化鈉加入 204g 蒸餾水，馬上攪拌十數下，靜置待冷卻。
2. 將 78g 乳木果脂、90g 椰子油和 432g 橄欖油倒入不鏽鋼鍋攪拌混合，再用電爐加溫，一邊攪拌直至 40 至 50°C。
3. 等待鹼水也冷卻至 40 至 50°C，便可把鹼水加進油脂裏進行打皂。
4. 用手動打蛋器攪拌皂液約 30 至 60 分鐘至濃稠，開始在鍋邊留下較厚皂液，並能在皂液表面劃出花紋。
5. 數分鐘後，便可將皂液倒入矽膠模內，再將矽膠模放入保溫袋內保溫，待 2 至 3 天後便可脫模倒出。
6. 脫模後再風乾 1 至 2 天，依自己喜歡的大小形狀切皂。把皂放在通風處 4 周後，測試 pH 值 9 度或以下，便能開始使用。

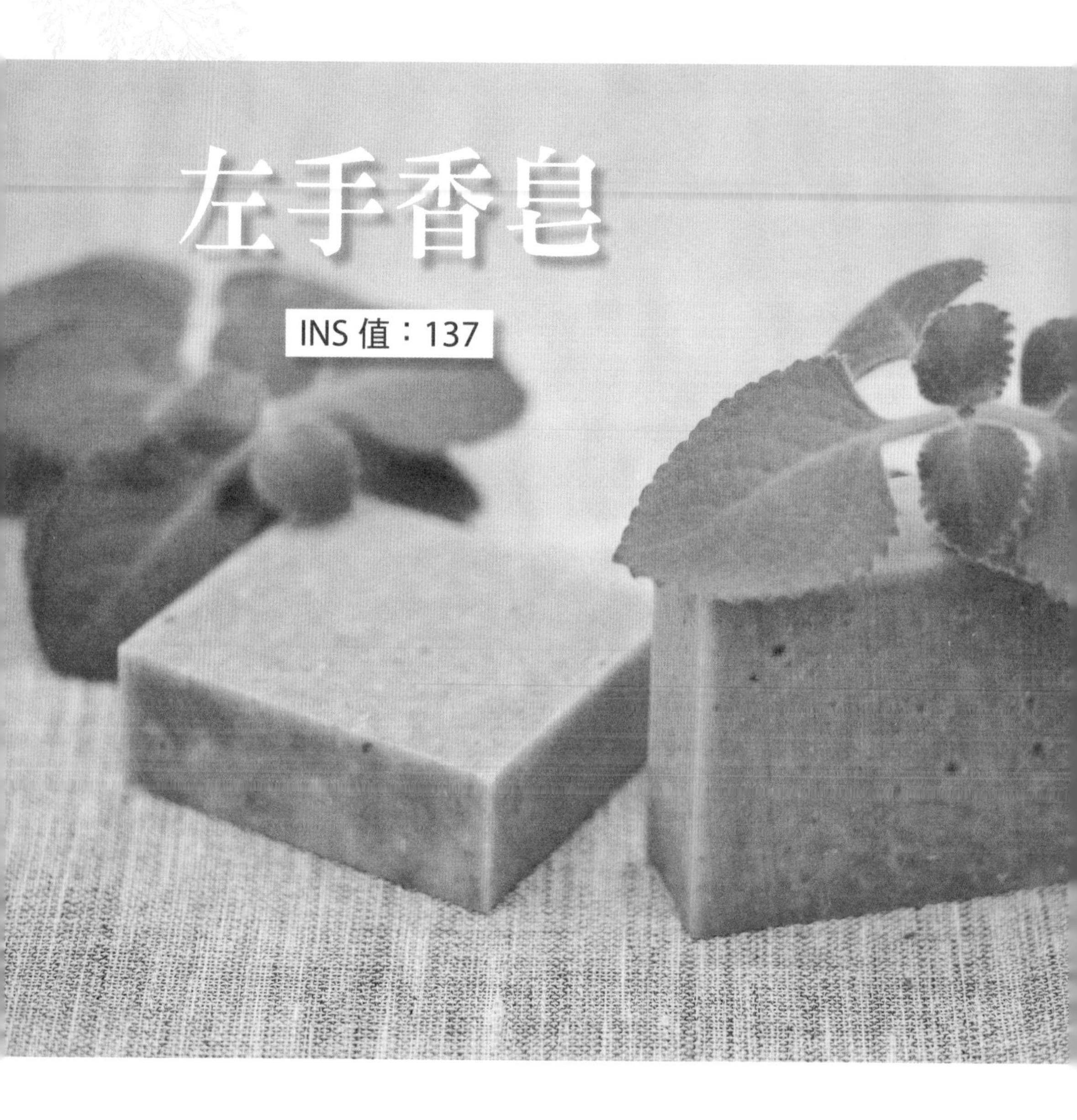
左手香皂
INS 值：137

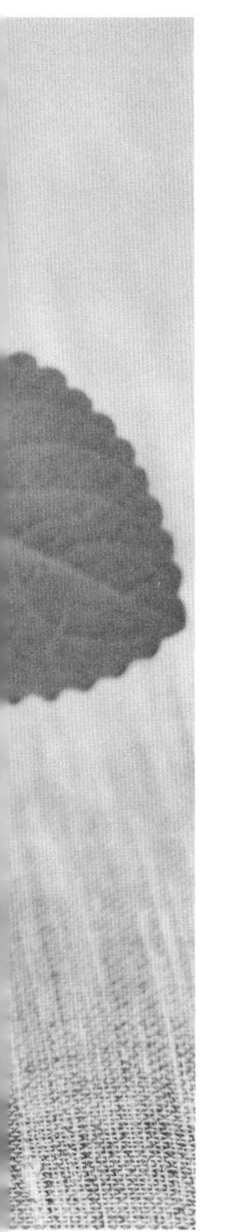

清潔力—— ●●●○○○○○○○

起泡力—— ●●●○○○○○○○

保濕度—— ●●●●●●●●○○

硬　度—— ●●●○○○○○○○

穩定度—— ●●●●○○○○○○

殺菌消炎、舒緩皮膚癬

左手香是大型多肉的草本植物，同時亦是民間的常用草藥，對皮膚病如脂漏性皮膚炎、暗瘡、濕疹、粉刺、過敏、皮膚乾裂、頭皮的毛囊炎、皮膚痕癢等，有相當大的殺菌消炎效果。對去除各種皮膚癬，如香港腳都有功效。此配方加入兩種精油：薰衣草精油有舒緩濕疹、燙傷、消炎，以及加速傷口癒合的作用；而雪松精油有顯著的消炎作用，能抗菌、收斂、柔軟皮膚。

左手香非常容易種植，可放室內，喜好乾燥與排水良好的土壤、溫暖的氣候，一年四季都可生長。夏季要避免陽光直接照射，冬季要注意保溫；淋水量一般，泥土不能長期太濕，泥土乾後兩天內便要淋水。左手香如果變黑、變黃、長得不好，可移盆到避風處，剪掉細瘦枯黃的枝條，將綠色的枝條重新扦插，春天又會青翠如故；造皂的有機草藥就能自給自足。

材料

乳木果脂	60g
椰子油	150g
甜杏仁油	90g
米糠油	120g
橄欖油	180g
氫氧化鈉（已減鹼 3%）	85g
左手香冰塊	211g
雪松精油	60 滴
薰衣草精油	40 滴

左手香冰塊

新鮮左手香	47g
蒸餾水	164g

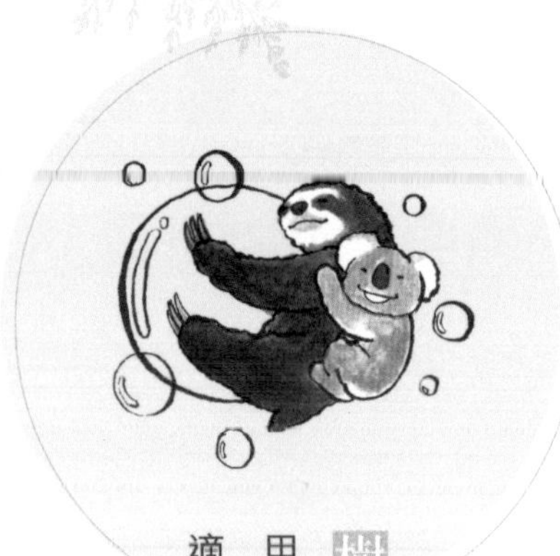

樹懶小貼士

用甜杏仁油造的左手香皂泡沫持久、保濕力強，能軟化膚質，適合乾性、皺紋、粉刺及痕癢的敏感性肌膚。

製作過程

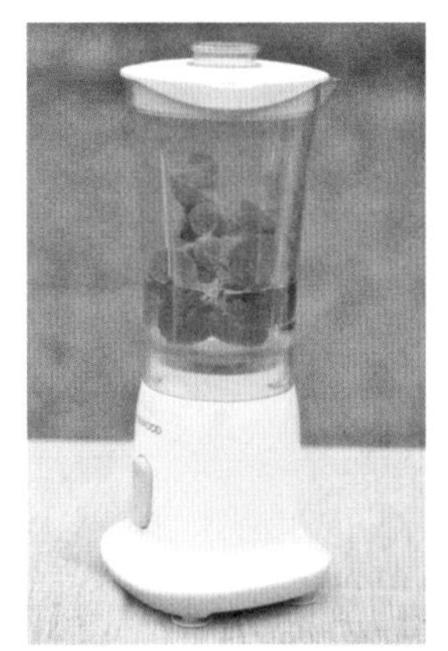

1. 將 47g 新鮮左手香加入 164g 蒸餾水用攪拌機打碎，水連渣一起倒入冰格，放入冰箱製成冰塊，備用。
2. 將 85g 氫氧化鈉分數次加入左手香冰塊並攪拌，直至冰塊全部溶解，靜置待冷卻。
3. 將 60g 乳木果脂、150g 椰子油、90g 甜杏仁油、120g 米糠油和 180g 橄欖油倒入不鏽鋼鍋攪拌混合，再用電爐加溫，一邊攪拌直至 35 至 45°C。
4. 等待鹼水也冷卻至 30 至 40°C，便可把鹼水加進油脂裏進行打皂。
5. 用手動打蛋器攪拌皂液約 30 至 60 分鐘至濃稠，開始在鍋邊留下較厚皂液，並能在皂液表面劃出花紋，便可加入雪松精油和薰衣草精油，一起攪拌至均勻。
6. 數分鐘後，便可將皂液倒入矽膠模內，再將矽膠模放入保溫袋內保溫，待 2 至 3 天後便可脫模倒出。
7. 脫模後再風乾 1 至 2 天，依自己喜歡的大小形狀切皂。把皂放在通風處 4 周後，測試 pH 值 9 度或以下，便能開始使用。

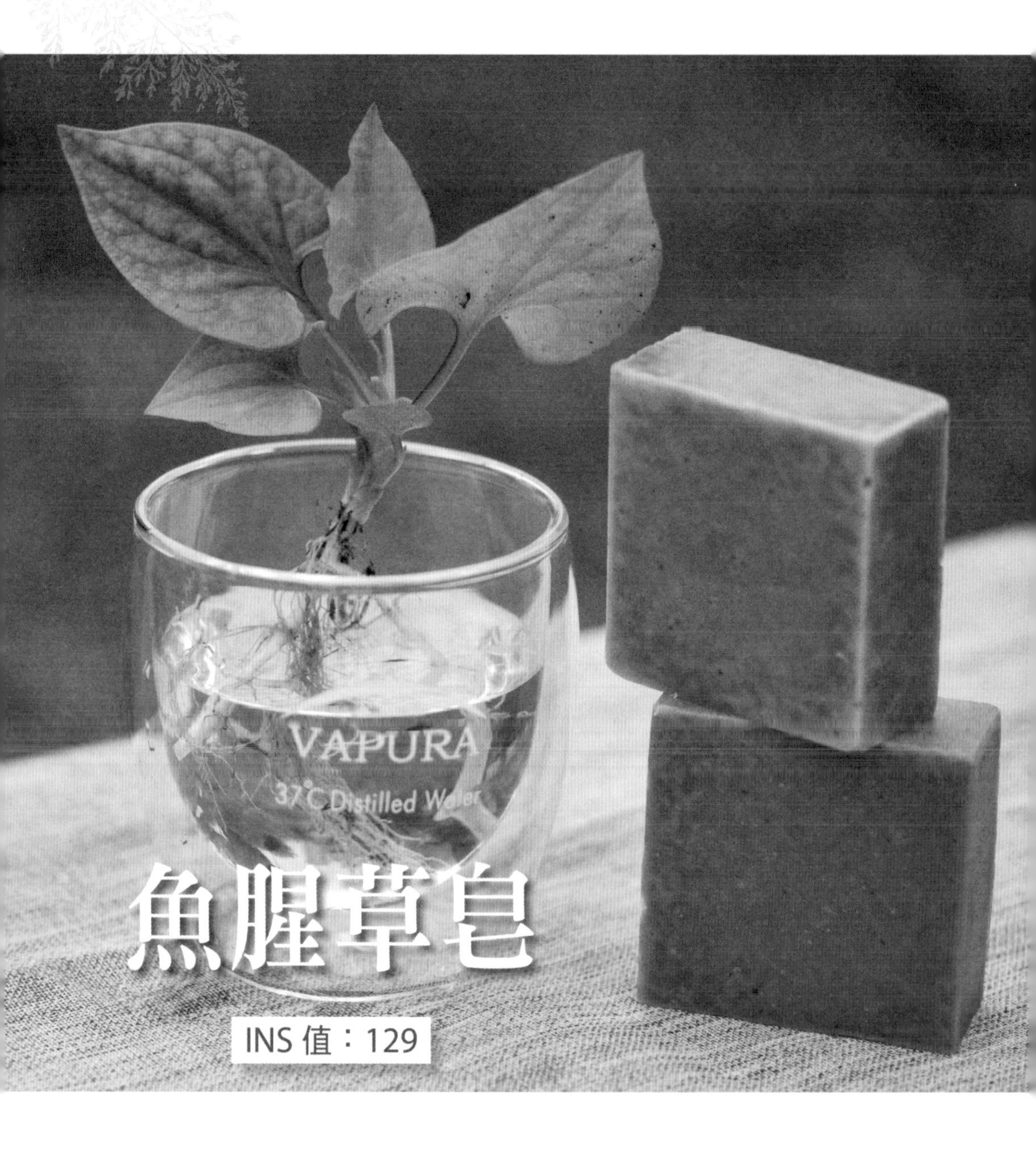

魚腥草皂

INS 值：129

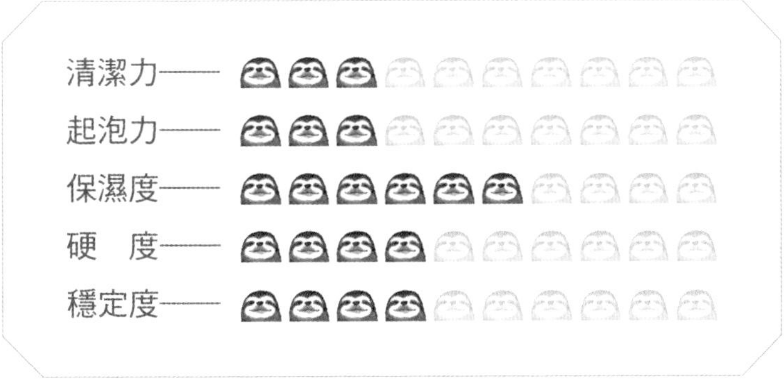

清潔力——

起泡力——

保濕度——

硬　度——

穩定度——

清熱解毒、殺菌排膿

魚腥草是一種常用中藥，中醫學認為魚腥草具有清熱解毒、消炎排膿、利尿通淋的作用。現代藥理實驗表明，魚腥草具有抗菌、抗病毒、提高機體免疫力、利尿等作用，被稱為「天然而又安全的抗生素」。所以，魚腥草皂有清熱解毒、強效殺菌的功效，能改善濕疹、暗瘡、風癱、香港腳等皮膚症狀。配方中加入廣霍香精油，能幫助皮膚細胞再生、促進傷口結疤、減輕發炎的狀況、改善粗糙龜裂的皮膚以及各種傷口與瘡；而薄荷精油能殺菌、止痕癢、舒緩濕疹。

魚腥草也可以在家種植，春夏秋季生長，應選擇有自然遮陰（半陰半陽）的地方，夏季避免陽光直接照射。它好濕潤，對水分要求高，平時要保持土壤濕潤、盆土疏鬆肥沃，即使長期泡在淺水中也能生長，切忌土壤乾旱脫水。

材料

可可脂	30g
乳木果脂	30g
椰子油	150g
葡萄籽油	60g
米糠油	210g
牛油果油	120g
氫氧化鈉（已減鹼 3%）	84g
魚腥草冰塊	209g
廣霍香精油	60 滴
薄荷精油	40 滴

魚腥草冰塊

新鮮魚腥草	49g
蒸餾水	160g

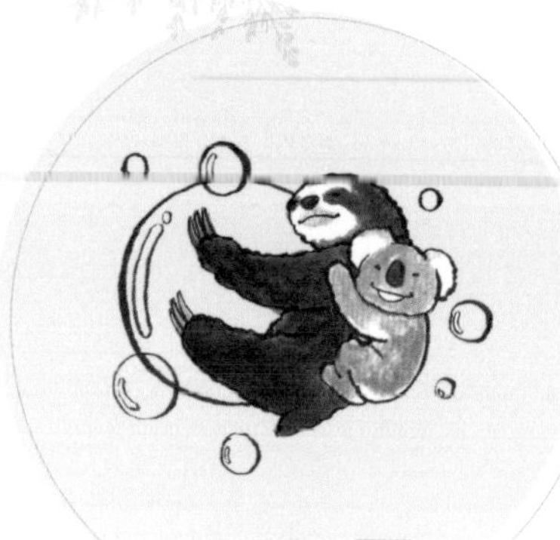

樹懶小貼士

此款皂是唯一一款能處理癬疥等真菌性皮膚問題的手工皂，如香港腳、汗癬等。

製作過程

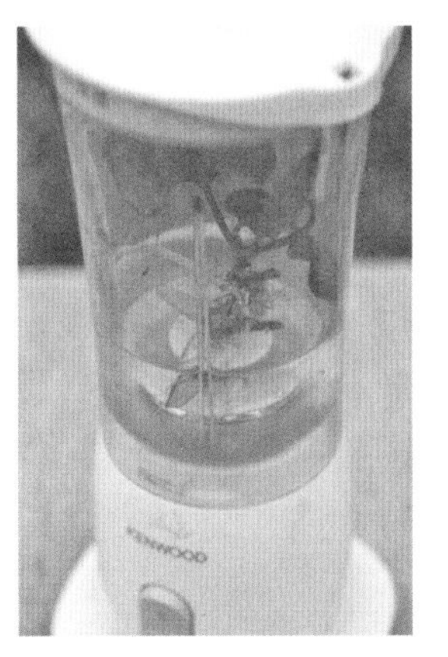

1. 將 49g 新鮮魚腥草加入 160g 蒸餾水煮攪拌機打碎，水連渣一起倒入冰格，放入冰箱製成冰塊，備用。
2. 將 84g 氫氧化鈉分數次加入魚腥草冰塊並攪拌，直至冰塊全部溶解，靜置待冷卻。
3. 將 30g 可可脂、30g 乳木果脂、150g 椰子油、60g 葡萄籽油、210g 米糠油和 120g 牛油果油倒入不鏽鋼鍋攪拌混合，再用電爐加溫，一邊攪拌直至 35 至 45°C。
4. 等待鹼水也冷卻至 30 至 40°C，便可把鹼水加進油脂裏進行打皂。
5. 用手動打蛋器攪拌皂液約 30 至 60 分鐘至濃稠，開始在鍋邊留下較厚皂液，並能在皂液表面劃出花紋，便可加入廣霍香精油和薄荷精油，一起攪拌至均勻。
6. 數分鐘後，便可將皂液倒入矽膠模內，再將矽膠模放入保溫袋內保溫，待 2 至 3 天後便可脫模倒出。
7. 脫模後再風乾 1 至 2 天，依自己喜歡的大小形狀切皂。把皂放在通風處 4 周後，測試 pH 值 9 度或以下，便能開始使用。

綠牛油果皂

INS 值：141

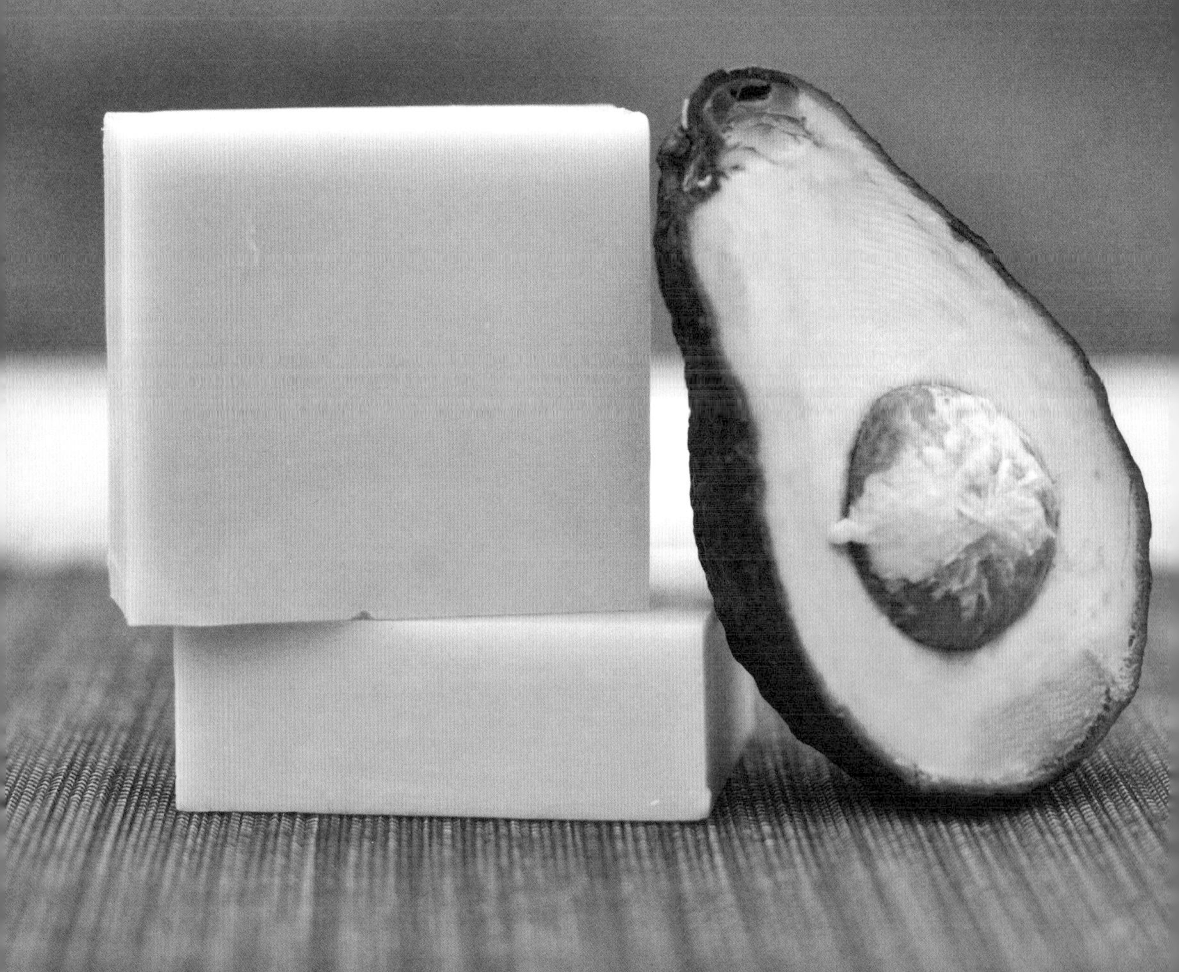

清潔力	3/10
起泡力	2/10
保濕度	7/10
硬　度	3/10
穩定度	5/10

抗衰老、緊緻肌膚

近年有不少健康食譜都將牛油果譽為「Super Food」，含有大量維他命A、D、E，當中的不飽和脂肪、蛋白質和葉酸含量更比一般水果高，能保護心血管和腎臟系統，有助降低血壓。

牛油果不但能食用，還能冷壓取油造皂，抗衰老功效極佳，可緊緻肌膚及抗氧化，減淡乾紋；在脆弱皮膚上更產生如膠布般的修護效果，可加速傷口癒合，舒緩濕疹。此造皂配方還加入山雞椒精油，有抗菌、收斂作用。

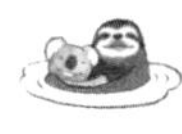

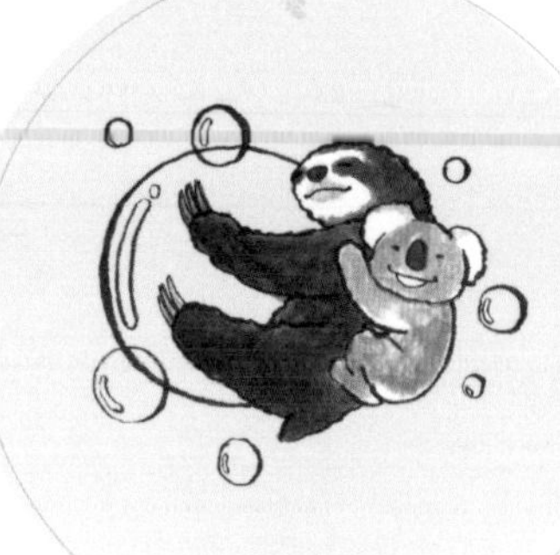

樹懶小貼士

綠牛油果皂適合乾性及幼嫩的敏感肌膚，若是2歲以下嬰兒使用，建議不要加精油。

材料

椰子油	120g
棕櫚油	150g
杏仁油	120g
牛油果油	210g
氫氧化鈉（已減鹼 5%）	84g
蒸餾水	212g
山雞椒精油	100 滴

製作過程

1. 將 84g 氫氧化鈉加入 212g 蒸餾水，馬上攪拌十數下，靜置待冷卻。
2. 將 120g 椰子油、150g 棕櫚油、120g 杏仁油和 210g 牛油果油倒入不鏽鋼鍋攪拌混合，再用電爐加溫，一邊攪拌直至 40 至 50°C。
3. 等待鹼水也冷卻至 40 至 50°C，便可把鹼水加進油脂裏進行打皂。
4. 用手動打蛋器攪拌皂液約 30 至 60 分鐘至濃稠，開始在鍋邊留下較厚皂液，並能在皂液表面劃出花紋，便可加入山雞椒精油，一起攪拌至均勻。
5. 數分鐘後，便可將皂液倒入矽膠模內，再將矽膠模放入保溫袋內保溫，待 2 至 3 天後便可脫模倒出。
6. 脫模後再風乾 1 至 2 天，依自己喜歡的大小形狀切皂。把皂放在通風處 4 周後，測試 pH 值 9 度或以下，便能開始使用。

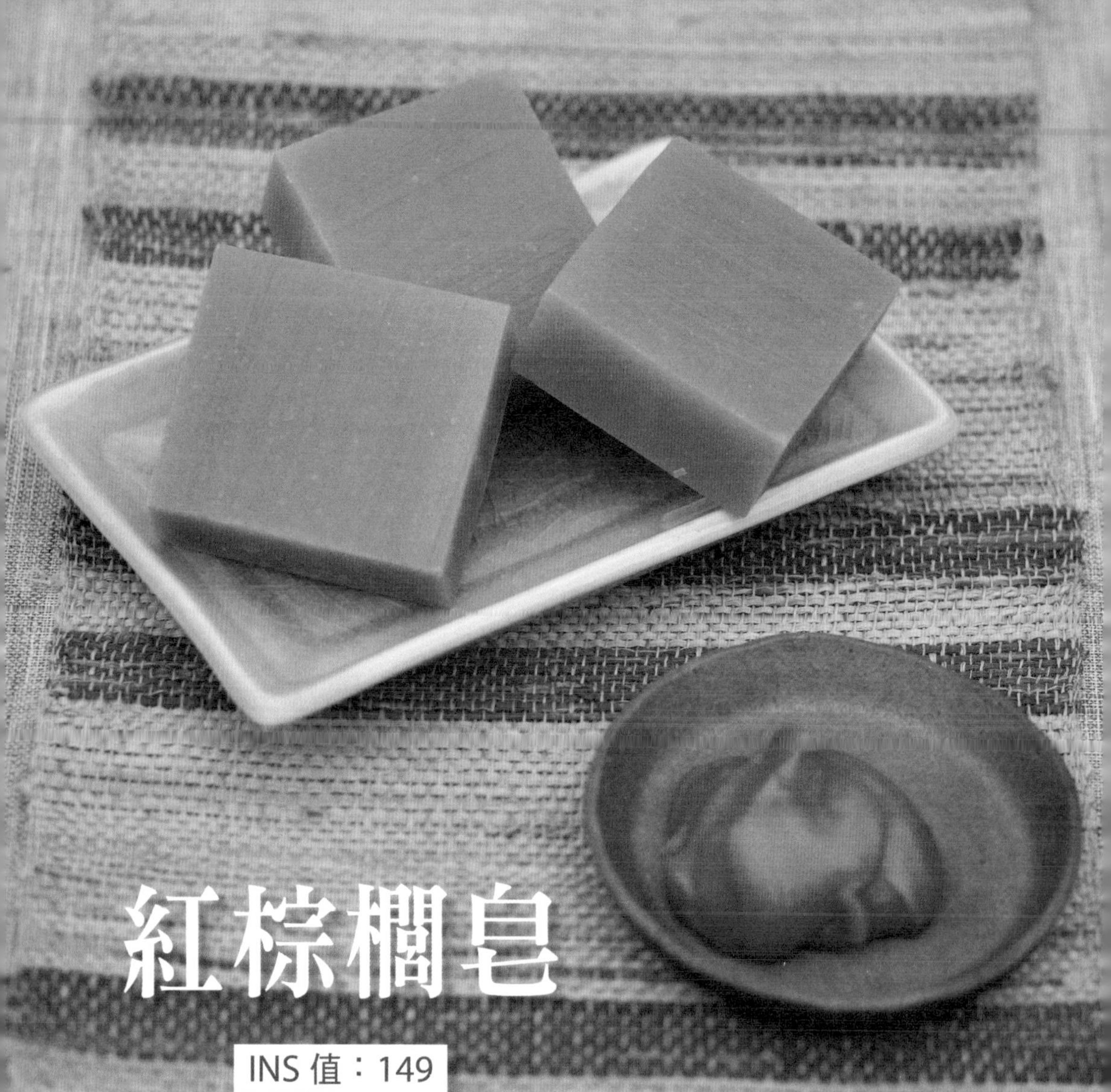

紅棕櫚皂

INS 值：149

清潔力	3/10
起泡力	6/10
保濕度	7/10
硬　度	4/10
穩定度	10/10

修復、改善粗糙肌膚

紅棕櫚油是未精製的棕櫚油，含豐富胡蘿蔔素及維他命 E，能抗氧化、修復及改善粗糙肌膚。造出來的皂保濕度高，穩定性高，不易氧化，十分耐用。此配方特別加入篦麻油增加起泡度；而甜橙精油則有保濕、修復肌膚的功效。

購買棕櫚油時需小心，因為含豐富胡蘿蔔素，沒有精煉過的紅棕櫚油應是天然橘紅色；若見市面上出售的棕櫚油是紅色，那是以人工色素染色，售價會較便宜。

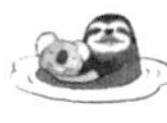

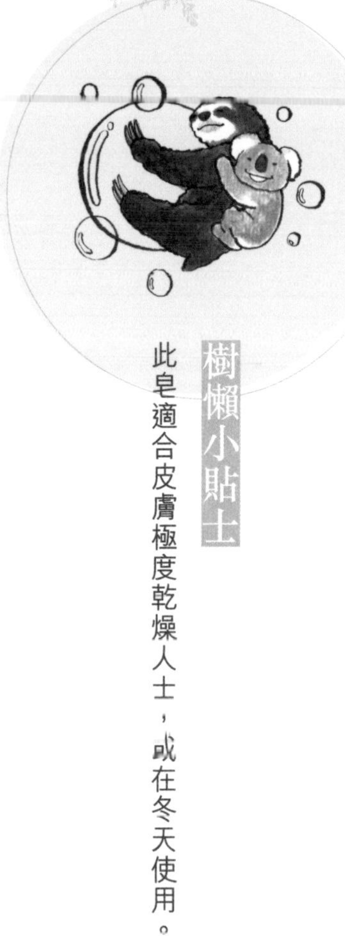

樹懶小貼士

此皂適合皮膚極度乾燥人士，或在冬天使用。

材料

棕櫚仁油	150g
紅棕櫚油	180g
篦麻油	90g
橄欖油	180g
氫氧化鈉（已減鹼 5%）	80g
蒸餾水	203g
甜橙精油	100 滴

製作過程

1. 將 80g 氫氧化鈉加入 203g 蒸餾水，馬上攪拌十數下，靜置待冷卻。
2. 將 150g 棕櫚仁油、180g 紅棕櫚油、90g 篦麻油和 180g 橄欖油倒入不鏽鋼鍋攪拌混合，再用電爐加溫，一邊攪拌直至 40 至 50°C。
3. 等待鹼水也冷卻至 40 至 50°C，便可把鹼水加進油脂裏進行打皂。
4. 用手動打蛋器攪拌皂液約 30 至 60 分鐘至濃稠，開始在鍋邊留下較厚皂液，並能在皂液表面劃出花紋，便可加入甜橙精油，一起攪拌至均勻。
5. 數分鐘後，便可將皂液倒入矽膠模內，再將矽膠模放入保溫袋內保溫，待 2 至 3 天後便可脫模倒出。
6. 脫模後再風乾 1 至 2 天，依自己喜歡的大小形狀切皂。把皂放在通風處 4 周後，測試 pH 值 9 度或以下，便能開始使用。

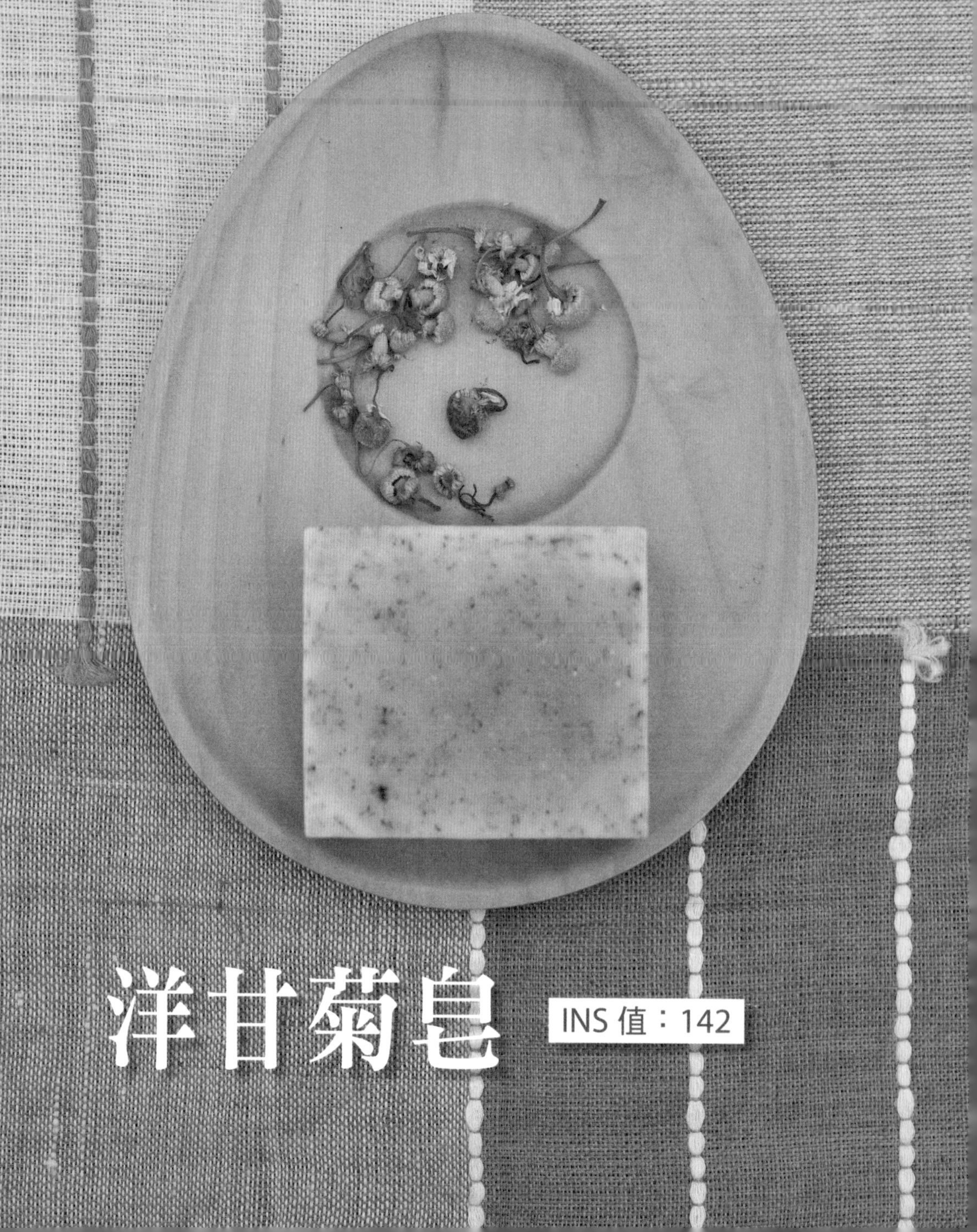

洋甘菊皂

INS 值：142

清潔力——

起泡力——

保濕度——

硬　度——

穩定度——

消炎鎮定、改善暗瘡

洋甘菊是西方草藥，分為德國洋甘菊及羅馬洋甘菊兩種，前者的氣味較柔和，都可以在花茶店買到，或在假日有機農墟買到新鮮洋甘菊，再自行風乾。

洋甘菊在西方一直被廣泛地利用，除了清新舒眠，對皮膚更有抗菌、消炎鎮定、抗敏感、改善暗瘡的療效，用於濕疹及牛皮癬也收效甚佳。此皂方添加了杏桃仁油，是為敏感、發炎、乾燥脫皮的肌膚而設。

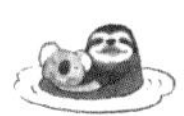

材料

椰子油	120g
棕櫚油	120g
杏桃仁油	120g
洋甘菊浸泡橄欖油	240g
氫氧化鈉（已減鹼 5%）	84g
蒸餾水	211g
洋甘菊精油	50 滴
洋甘菊粉（選用）	3g

洋甘菊浸泡橄欖油

洋甘菊	15g
橄欖油	500ml

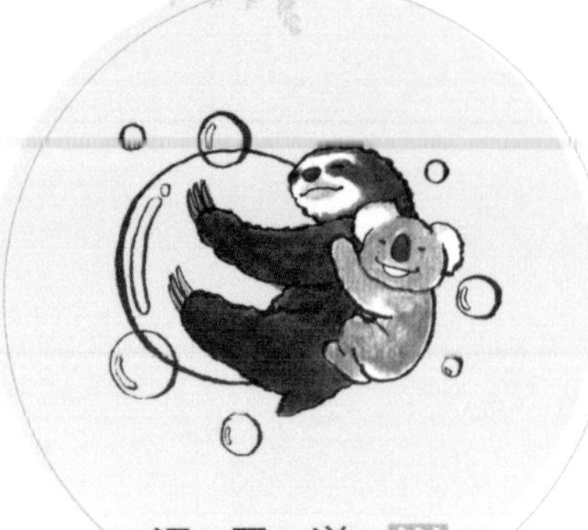

樹懶小貼士

洋甘菊皂清爽、帶有去油力，卻又有強大的保濕度，不會因過度清潔造成皮膚乾燥，非常適合在出油多、流了很多汗的炎炎夏季或痘痘肌使用。

製作過程

1. 將 15g 洋甘菊加入 500ml 橄欖油浸泡最少 2 星期，隔渣取油，備用。
2. 將 84g 氫氧化鈉加入 211g 蒸餾水，馬上攪拌十數下，靜置待冷卻。
3. 將 120g 椰子油、120g 棕櫚油、120g 杏桃仁油和 240g 洋甘菊浸泡橄欖油倒入不鏽鋼鍋攪拌混合，再用電爐加溫，一邊攪拌直至 40 至 50°C。
4. 等待鹼水也冷卻至 40 至 50°C，便可把鹼水加進油脂裏進行打皂。
5. 用手動打蛋器攪拌皂液約 30 至 60 分鐘至濃稠，開始在鍋邊留下較厚皂液，並能在皂液表面劃出花紋，便可加入洋甘菊精油及洋甘菊粉，一起攪拌至均勻。
6. 數分鐘後，便可將皂液倒入矽膠模內，再將矽膠模放入保溫袋內保溫，待 2 至 3 天後便可脫模倒出。
7. 脫模後再風乾 1 至 2 天，依自己喜歡的大小形狀切皂。把皂放在通風處 4 周後，測試 pH 值 9 度或以下，便能開始使用。

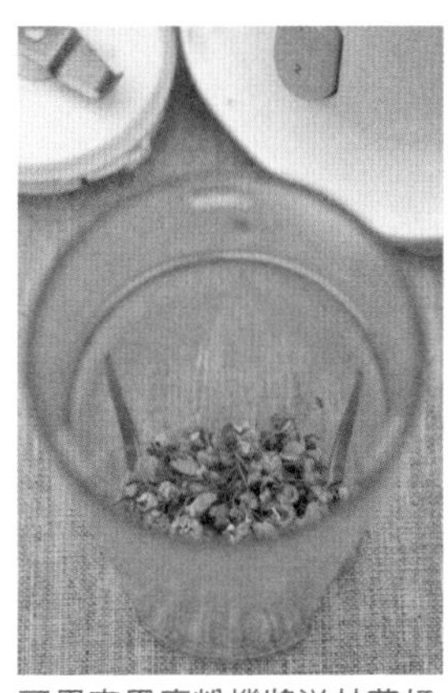
可用家用磨粉機將洋甘菊打成粉

金銀花皂

INS值：137

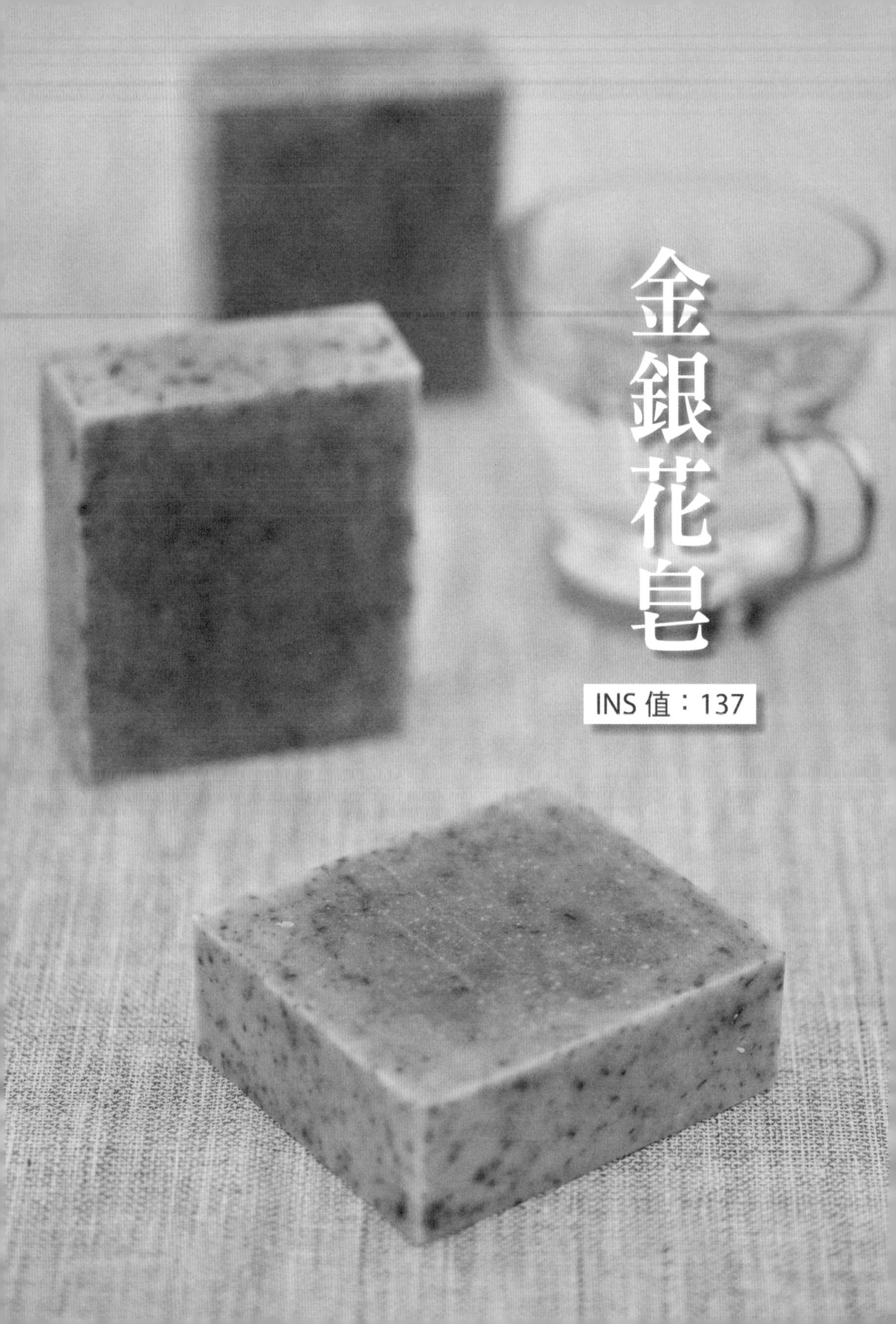

清潔力	2/10
起泡力	2/10
保濕度	9/10
硬　度	2/10
穩定度	3/10

舒緩血熱性濕疹

金銀花的名字出自《本草綱目》，自古以來就是清熱解毒的良藥。它的藥用價值非常高，性寒味甘，寒氣芳香，有清熱解毒、通經活絡、宣散風熱的功效，內服外用都合適，直接曬乾就可以使用了，或中藥店也有出售。

金銀花對皮膚也有修護作用，因藥偏寒涼，可舒緩血熱性濕疹。當急性濕疹發作時，患者痕癢難耐，或會抓破皮膚形成傷口，易受細菌感染，令濕疹更加嚴重。此時用金銀花皂洗患處，有消毒抗菌作用。此皂方亦加入榛果油，能軟化及滋潤肌膚，有保濕、肌膚再生及美白功效；而花梨木精油也有消炎、殺菌及保濕的功效。

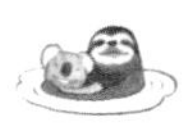

材料

棕櫚仁油	120g
棕櫚油	120g
橄欖油	240g
榛果油	120g
氫氧化鈉（已減鹼 5%）	80g
金銀花水	203g
花梨木精油	100 滴
金銀花粉（選用）	3g

金銀花水

金銀花	15g
蒸餾水	900g

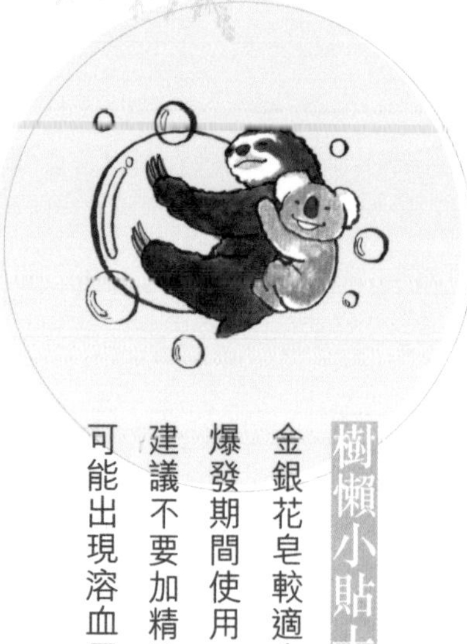

樹懶小貼士

金銀花皂較適合風熱型的急性濕疹人士，或慢性濕疹人士在急性爆發期間使用。嬰幼兒多屬於急性濕疹，若2歲以下嬰兒使用，建議不要加精油。蠶豆症（G6PD 缺乏症）患者不宜使用，以免可能出現溶血反應。

製作過程

1. 將 15g 金銀花加入 900g 蒸餾水煮 10 至 15 分鐘，隔渣取金銀花水，待冷卻至室溫。
2. 將 80g 氫氧化鈉加入 203g 金銀花水，馬上攪拌十數下，靜置待冷卻。
3. 將 120g 棕櫚仁油、120g 棕櫚油、240g 橄欖油和 120g 榛果油倒入不鏽鋼鍋攪拌混合，再用電爐加溫，一邊攪拌直至 40 至 50°C。
4. 等待鹼水也冷卻至 40 至 50°C，便可把鹼水加進油脂裏進行打皂。
5. 用手動打蛋器攪拌皂液約 30 至 60 分鐘至濃稠，開始在鍋邊留下較厚皂液，並能在皂液表面劃出花紋，便可加入花梨木精油及金銀花粉，一起攪拌至均勻。
6. 數分鐘後，便可將皂液倒入矽膠模內，再將矽膠模放入保溫袋內保溫，待 2 至 3 天後便可脫模倒出。
7. 脫模後再風乾 1 至 2 天，依自己喜歡的大小形狀切皂。把皂放在通風處 4 周後，測試 pH 值 9 度或以下，便能開始使用。

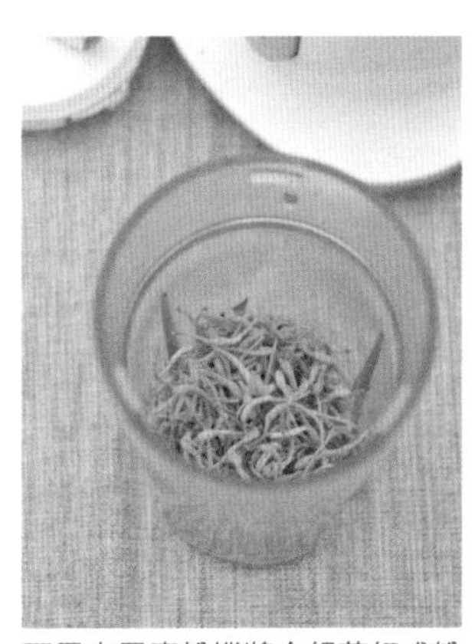
可用家用磨粉機將金銀花打成粉

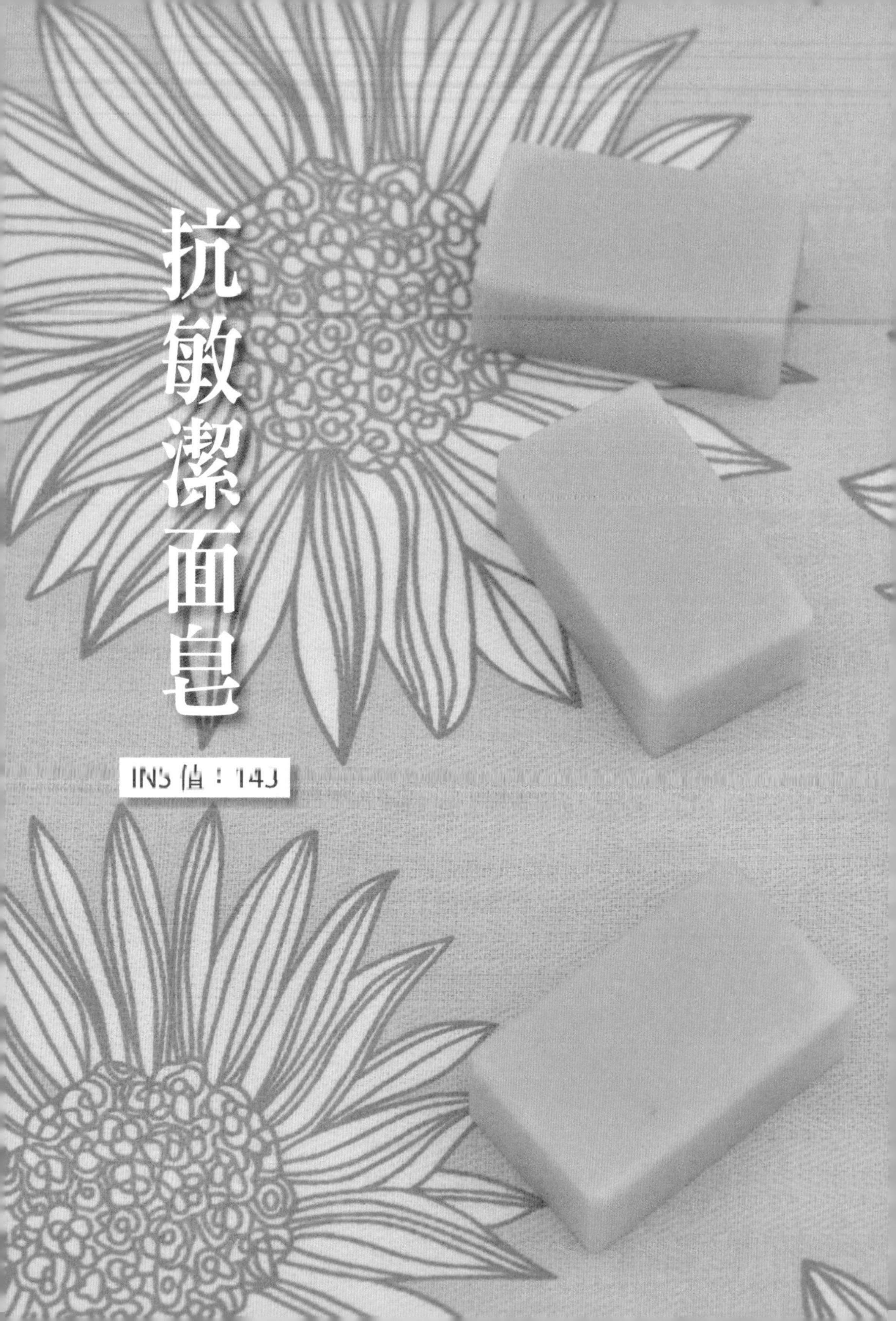
抗敏潔面皂
INS 值：143

清潔力——

起泡力——

保濕度——

硬　度——

穩定度——

高級美容好皂

這款皂專為潔顏而設計，屬於美容級別，所以此皂方總共加入七種天然油品，當中的月見草油、乳木果脂、可可脂及牛油果油等更屬高級美容用油品。

可可脂：含植物性脂肪、維生素 B 以及大量的維生素 E，能夠緩減老化現象，溫和不刺激，清爽不油膩。

乳木果脂：修復受損皮膚，溫和滋潤，形成肌膚保護層。

椰子油：具有抗炎、抗菌、抗氧化和保濕的功效。

棕櫚油：含豐富胡蘿蔔素及維他命 E，能抗氧化、修復及改善粗糙肌膚。

牛油果油：可緊緻肌膚及抗氧化，減淡乾紋。

橄欖油：含有豐富的油酸和亞麻油酸，分子較細，有高滋潤度及保濕度。

月見草油：主要成分為 r- 亞麻油酸，不但能美白，更可以改善濕疹和牛皮癬，同時幫助傷口癒合。

天竺葵精油：能止痛、抗菌、增強防禦力，促進皮膚細胞新生，特別適用於油性肌和痘痘肌。

材料

可可脂	30g
乳木果脂	60g
椰子油	120g
棕櫚油	120g
牛油果油	90g
橄欖油	150g
月見草油	30g
氫氧化鈉（已減鹼 5%）	83g
蒸餾水	210g
天竺葵精油	100 滴

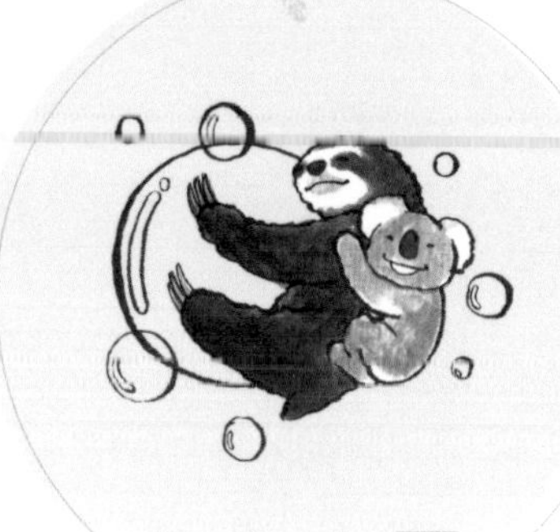

樹懶小貼士

此皂能抗炎、抗過敏，防治小皺紋、炎症及日曬，具強效保濕效果，使肌膚柔軟，有效預防肌膚粗糙的現象。無論是濕疹或敏感肌者，一年四季皆適合使用。

製作過程

1. 將 83g 氫氧化鈉加入 210g 蒸餾水，馬上攪拌十數下，靜置待冷卻。
2. 將 30g 可可脂、60g 乳木果脂、120g 椰子油、120g 棕櫚油、90g 牛油果油、150g 橄欖油和 30g 月見草油倒入不鏽鋼鍋攪拌混合，再用電爐加溫，一邊攪拌直至 40 至 50°C。
3. 等待鹼水也冷卻至 40 至 50°C，便可把鹼水加進油脂裏進行打皂。
4. 用手動打蛋器攪拌皂液約 30 至 60 分鐘至濃稠，開始在鍋邊留下較厚皂液，並能在皂液表面劃出花紋，便可加入天竺葵精油，一起攪拌至均勻。
5. 數分鐘後，便可將皂液倒入矽膠模內，再將矽膠模放入保溫袋內保溫，待 2 至 3 天後便可脫模倒出。
6. 脫模後再風乾 1 至 2 天，依自己喜歡的大小形狀切皂。把皂放在通風處 4 周後，測試 pH 值 9 度或以下，便能開始使用。

茶籽洗髮皂

INS 值：196

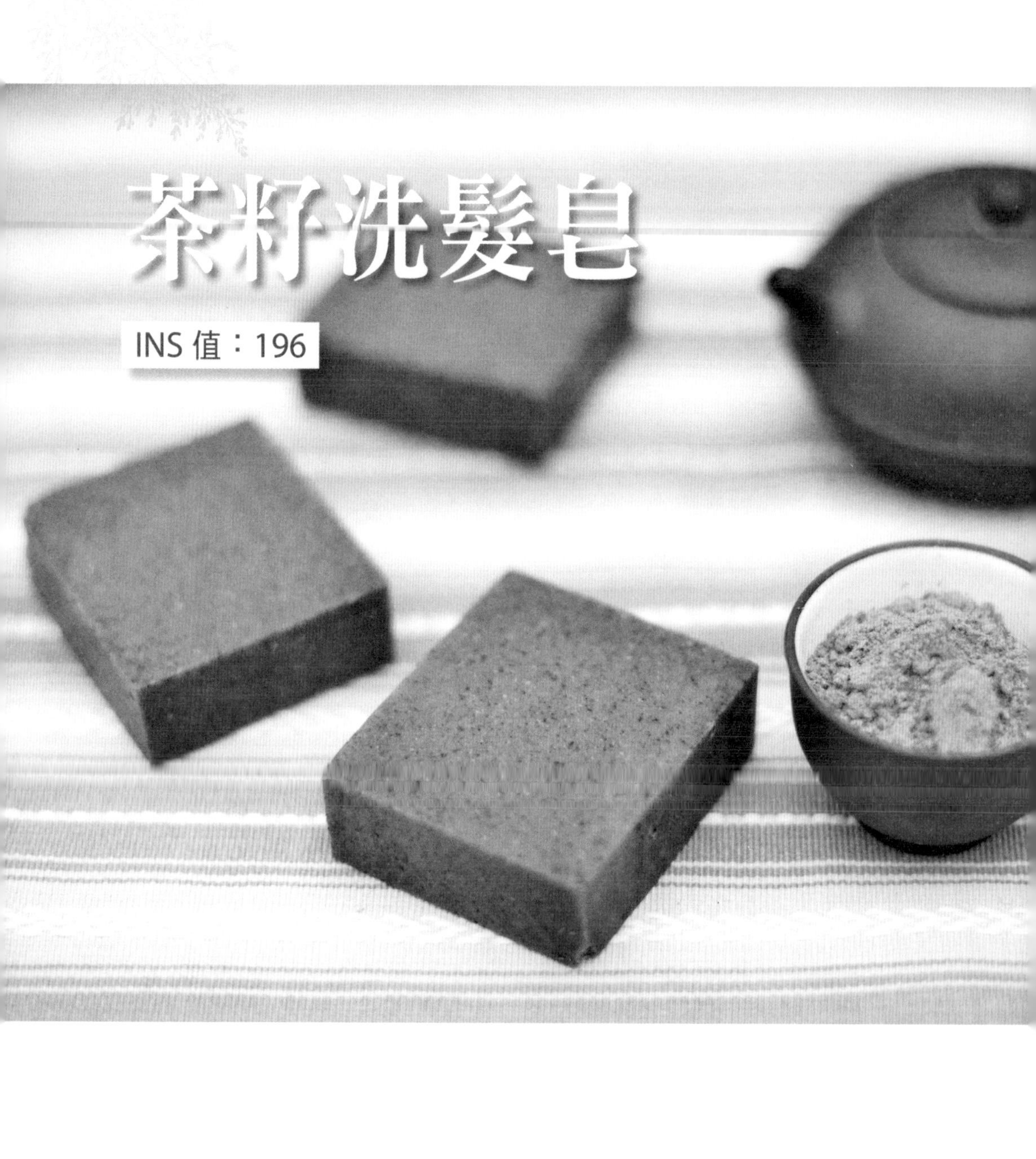

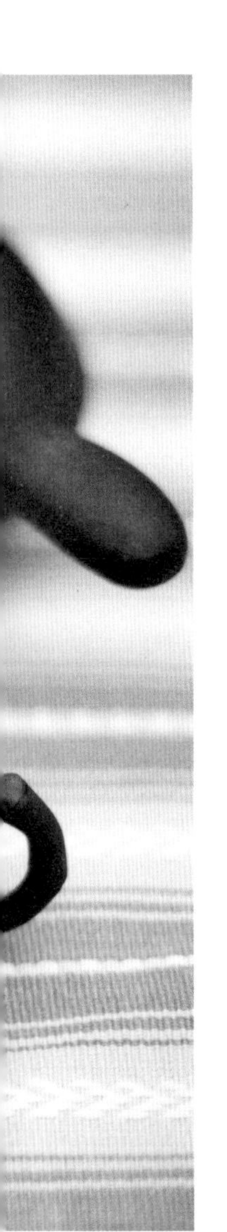

清潔力——

起泡力——

保濕度——

硬　度——

穩定度——

去頭油、止頭痕

根據《本草綱目》記載，「茶籽」取源自茶樹，天然、無毒，還能去油膩。有機茶樹種植多生長於深山中，無農藥污染，開花結果到成熟需時 300 多天。而茶籽粉就是將茶樹果實搾油後，由茶渣磨粉製成的粉末。

濕疹人士的頭皮多乾燥、易敏感，天天洗頭也會掉頭皮屑，令人尷尬。市面有售的洗頭水多含有化學成分，使用後甚至會出一點點的紅色斑塊。而此洗髮皂專為頭皮屑多的人士而設。茶籽粉能去頭油、止頭痕、防止頭皮，使頭髮明亮光澤，髮絲柔軟。此皂方另加入被稱為頭髮保養聖品的「山茶油」，含豐富蛋白質及維他命 A、E，質感滋潤。而雪松精油則有抗菌及改善脫髮的功效。

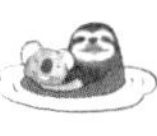

材料

材料	份量
椰子油	360g
蓖麻油	60g
山茶油	120g
橄欖油	60g
氫氧化鈉（已減鹼 3%）	97g
蒸餾水	241g
雪松精油	100 滴
茶籽粉	32g

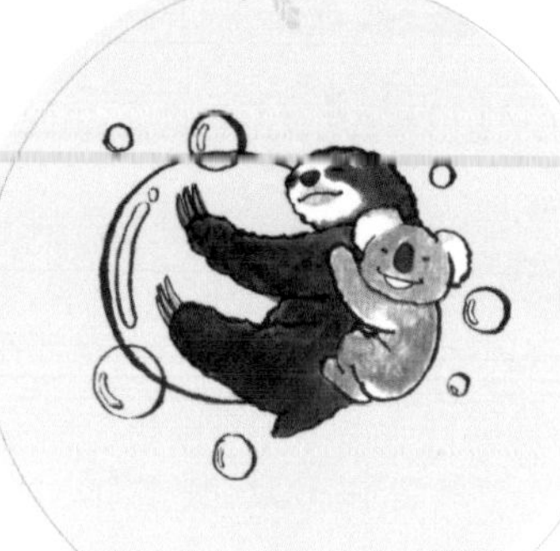

樹懶小貼士

現時有脱髮問題的人愈來愈多，也愈來愈年輕化，原因除了是市售洗髮水添加了各種化學品外，最大元兇是裏面的矽靈，作用是令頭髮順滑，所以二合一洗髮水會添加得更多矽靈，但它會令頭皮上的毛孔閉塞，嚴重影響頭髮健康。用天然洗髮皂取而代之，脱髮問題自然解決。

製作過程

1. 將 97g 氫氧化鈉加入 241g 蒸餾水，馬上攪拌十數下，靜置待冷卻。
2. 將 360g 椰子油、60g 篦麻油、120g 山茶油和 60g 橄欖油倒入不鏽鋼鍋攪拌混合，再用電爐加溫，一邊攪拌直至 40 至 50°C。
3. 等待鹼水也冷卻至 40 至 50°C，便可把鹼水加進油脂裏進行打皂。
4. 用手動打蛋器攪拌皂液約 30 至 60 分鐘至濃稠，開始在鍋邊留下較厚皂液，並能在皂液表面劃出花紋，便可加入雪松精油及 32g 茶籽粉，一起攪拌至均勻。
5. 數分鐘後，便可將皂液倒入矽膠模內，再將矽膠模放入保溫袋內保溫，待 2 至 3 天後便可脫模倒出。
6. 脫模後再風乾 1 至 2 天，依自己喜歡的大小形狀切皂。把皂放在通風處 4 周後，測試 pH 值 9 度或以下，便能開始使用。

咖啡洗髮皂

INS值：175

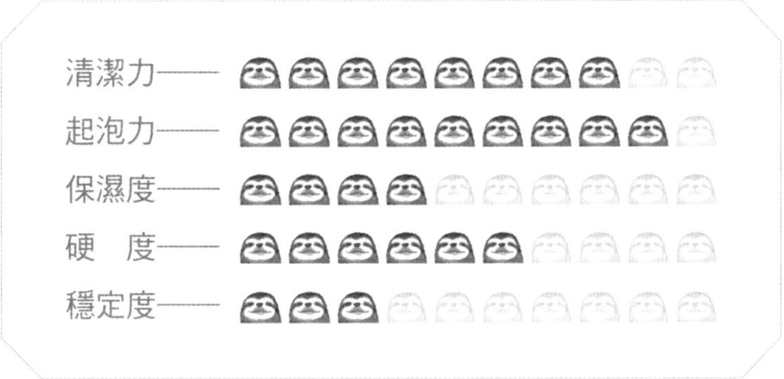

清潔力——

起泡力——

保濕度——

硬　度——

穩定度——

防止脫髮

根據德國 University of Charite 的研究指出，咖啡因能抑制引致脫髮的二氫睪酮（DHT），有助防止脫髮。要取得咖啡因，可從沖泡咖啡得來。

市售的咖啡因洗頭水即使含有抑制脫髮成分，但亦同時含有傷害頭皮、髮質的添加劑，如防腐劑、增稠劑、矽靈、礦物油等，防止脫髮的功效都被抵消了！此皂方排除了所有添加劑，不含傷害頭髮成分，是真正天然的咖啡洗髮皂。

材料

椰子油	300g
篦麻油	60g
芝麻油	150g
橄欖油	90g
氫氧化鈉（已減鹼 3%）	94g
咖啡水	232g
迷迭香精油	100 滴

咖啡水

咖啡粉	40g
蒸餾水	600g

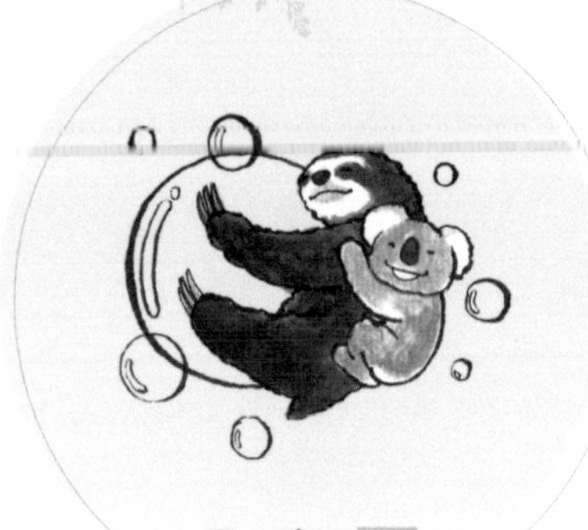

樹懶小貼士

應選用咖啡豆磨粉，如果家中沒有磨豆機，可以直接購入已研磨的精品咖啡掛耳包，千萬別錯用二合一即沖咖啡粉呀！

製作過程

1. 將 40g 咖啡粉加入 600g 蒸餾水煮 20 至 25 分鐘，隔渣取咖啡水，待冷卻至室溫。
2. 將 94g 氫氧化鈉加入 232g 咖啡水，馬上攪拌十數下，靜置待冷卻。
3. 將 300g 椰子油、60g 篦麻油、150g 芝麻油和 90g 橄欖油倒入不鏽鋼鍋攪拌混合，再用電爐加溫，一邊攪拌直至 40 至 50°C。
4. 等待鹼水也冷卻至 40 至 50°C，便可把鹼水加進油脂裏進行打皂。
5. 用手動打蛋器攪拌皂液約 30 至 60 分鐘至濃稠，開始在鍋邊留下較厚皂液，並能在皂液表面劃出花紋，便可加入迷迭香精油，一起攪拌至均勻。
6. 數分鐘後，便可將皂液倒入矽膠模內，再將矽膠模放入保溫袋內保溫，待 2 至 3 天後便可脫模倒出。
7. 脫模後再風乾 1 至 2 天，依自己喜歡的大小形狀切皂。把皂放在通風處 4 周後，測試 pH 值 9 度或以下，便能開始使用。

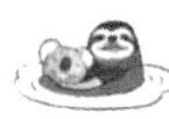

椰子白家事皂

INS 值：186

清潔力——
起泡力——
保濕度——
硬　度——
穩定度——

預防主婦手

市售的洗潔精及洗衣粉多含有添加劑（如防腐劑、礦物油等），洗刷後容易令雙手皮膚乾燥，甚至造成主婦手！

自製家事皂可以代替市售的洗潔精及洗衣粉，天然溫和，有效預防主婦手，不但能用來洗碗碟和洗衫（手洗嬰兒衣服也沒問題），由於清潔力非常之強，更可用來清潔廚房爐具及抽氣扇。作為家事皂，椰子油的比重會較高，主要作用是增強清潔力和起泡度；另外添加了茶樹精油，令此皂同時具有強大的殺菌功效。

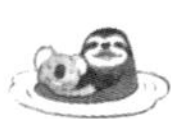

材料

椰子油	360g
棕櫚油	60g
芥花籽油	180g
氫氧化鈉（已減鹼 3%）	96g
蒸餾水	238g
茶樹精油	160 滴

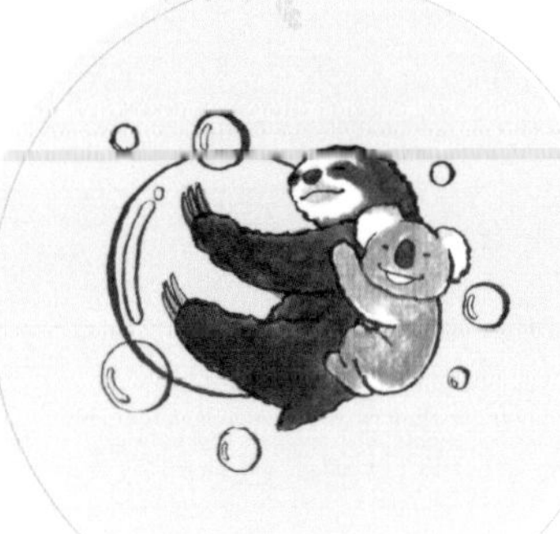

樹懶小貼士

市售洗衣粉或洗衣液對皮膚的危害更大，內含的添加劑很容易殘留在衣物上，而衣物曾長時間接觸皮膚，很容易引起敏感或濕疹，需慎用。

製作過程

1. 將 96g 氫氧化鈉加入 238g 蒸餾水，馬上攪拌十數下，靜置待冷卻。
2. 將 360g 椰子油、60g 棕櫚油和 180g 芥花籽油倒入不鏽鋼鍋攪拌混合，再用電爐加溫，一邊攪拌直至 40 至 50°C。
3. 等待鹼水也冷卻至 40 至 50°C，便可把鹼水加進油脂裏進行打皂。
4. 用手動打蛋器攪拌皂液約 30 至 60 分鐘至濃稠，開始在鍋邊留下較厚皂液，並能在皂液表面劃出花紋，便可加入茶樹精油，一起攪拌至均勻。
5. 數分鐘後，便可將皂液倒入矽膠模內，再將矽膠模放入保溫袋內保溫，待 2 至 3 天後便可脫模倒出。
6. 脫模後再風乾 1 至 2 天，依自己喜歡的大小形狀切皂。把皂放在通風處 4 周後，測試 pH 值 9 度或以下，便能開始使用。

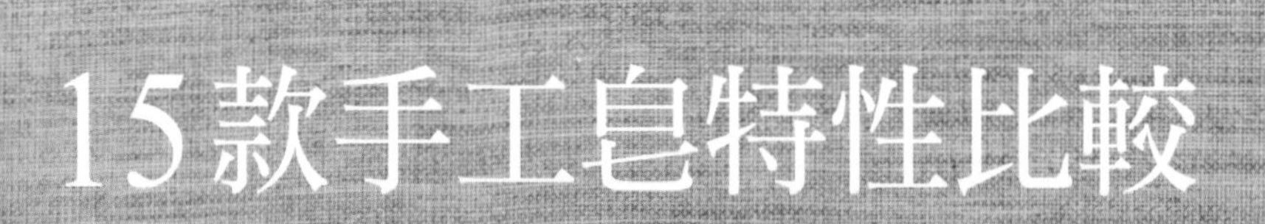

15款手工皂特性比較

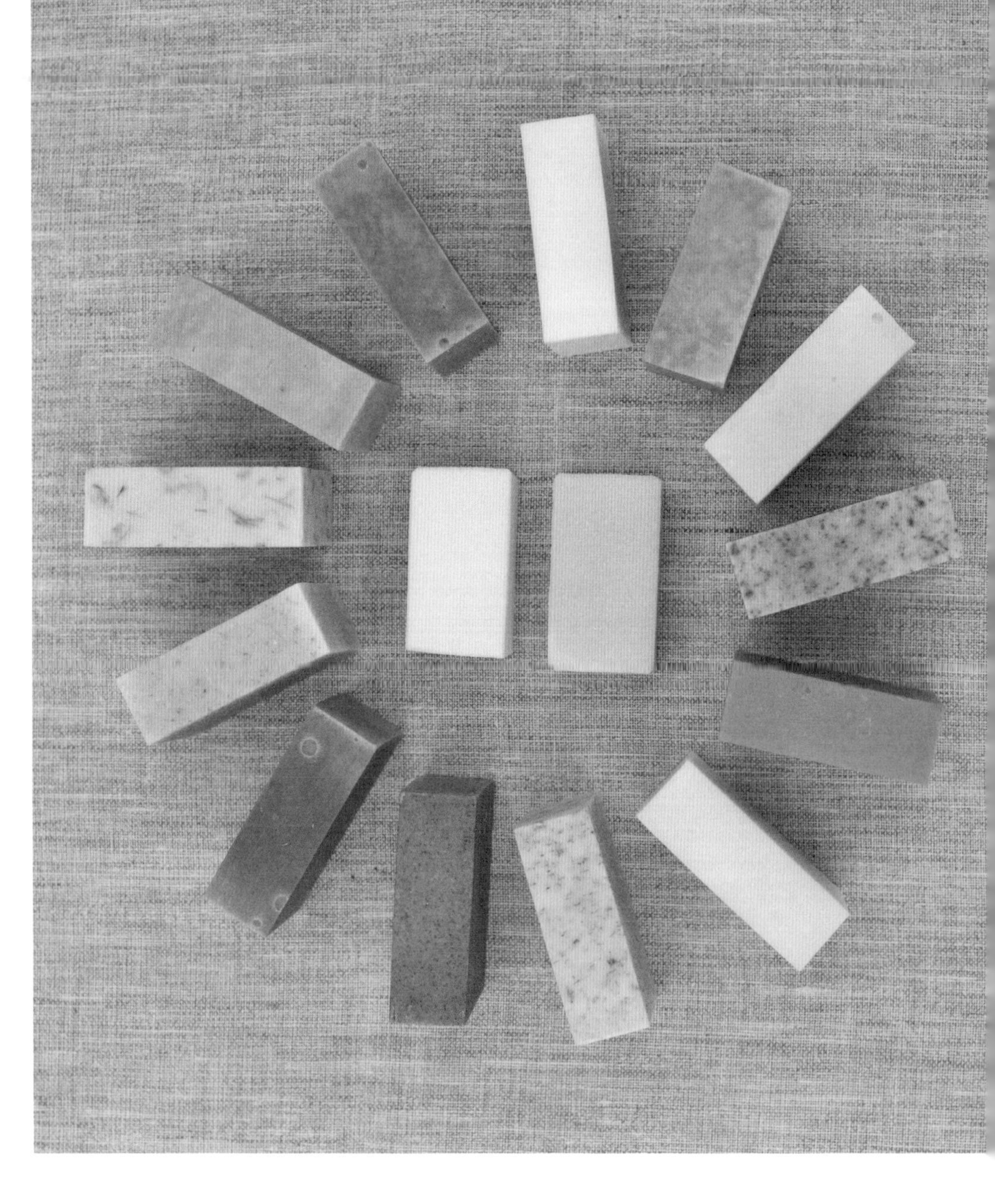

	清潔力 Cleansing	起泡力 Buddy	保濕度 Condition	硬度 Hardness	穩定度 Creamy
艾草皂	5	4	4	8	7
紫草皂	3	2	6	5	7
金盞花皂	3	2	6	5	6
乳木果嬰兒皂	1	1	10	3	7
馬賽皂	1	1	9	1	2
左手香皂	3	3	8	3	3
魚腥草皂	3	3	6	4	4
綠牛油果皂	3	2	7	3	5
紅棕櫚皂	3	6	7	4	10
洋甘菊皂	3	2	9	2	3
金銀花皂	2	2	9	2	3
抗敏潔面皂	3	2	6	5	6
茶籽洗髮皂	10	10	1	7	4
咖啡洗髮皂	8	9	4	6	3
椰子白家事皂	10	8	1	10	3

註：10為最高，1為最低。

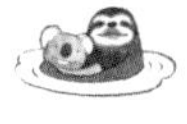

Chapter 6

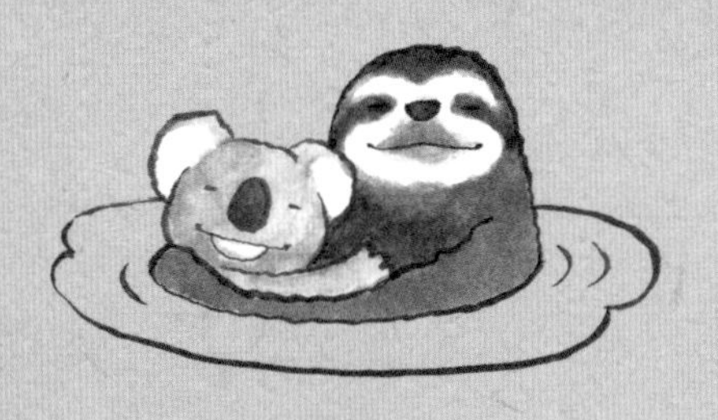

新手造皂 Q&A

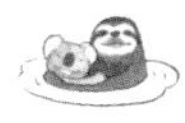

Q1：是否一定要用蒸餾水或純水？

是，因為自來水裏的金屬離子和雜質會降低成品皂的清潔力，充滿礦物質的礦泉水就更加不能用。

Q2：Trace 是什麼？

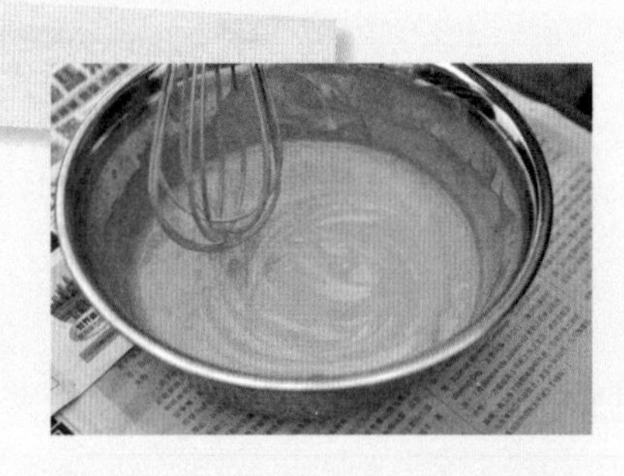

直譯是「痕跡」的意思，形容打皂時到達一個可以停止繼而進行下一工序（例如添加精油、入模等）的狀態。當打皂進行時，隨時間皂液會變得越來越稠，當在皂液表面可形成清晰可見的痕跡時，就叫 Trace 了。

Q3：為什麼我的手工皂不能 Trace？

可能量度材料時出錯令氫氧化鈉過少。也可能是配方中軟油比例很高，需要到達 Trace 的時間很長，要 1 個多小時至 2 個多小時或以上。另一原因是皂液溫度太低，令皂化反應太慢或無法進行。

Q4：可用電動攪拌棒來打皂嗎？

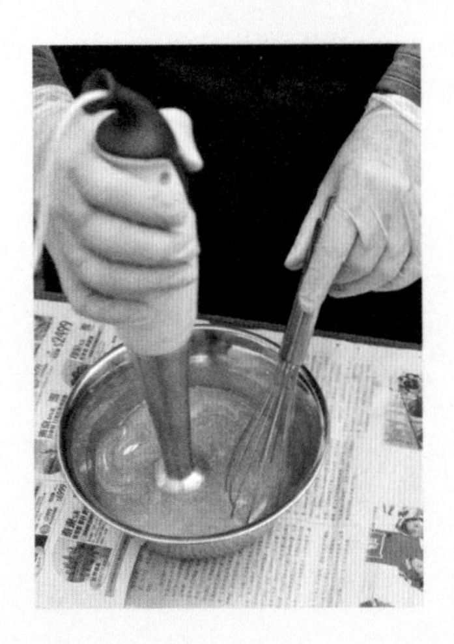

有些軟油比例高的配方例如馬賽皂，打皂的時間可能長達 1 至 2 小時，這時可用電動攪拌棒幫助縮短打皂時間。但建議初學者還是先以手動打皂，一來可體驗打皂時皂液的變化，觀察 Trace 的時機；二來可避免電動攪拌棒令皂液飛濺的危險；三來避免買了電動攪拌棒，卻只打皂一兩次便放下不用，造成浪費。

Q5：水分的多寡會影響打皂的時間嗎？

會，水分越少打皂時間越短，水分越多打皂時間越長，但注意水分不能少於氫氧化鈉的 1.5 倍。

Q6：溫度越低打皂時間需要越久？

是的，因為溫度越低皂化反應越慢。

Q7：最常見的失敗案例是什麼？

保溫不足 ➡ 產生白粉

攪拌不足 ➡ 油水分離

電子磅忘記歸零 ➡ 材料份量出錯

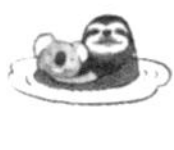

Q8：為什麼我的手工皂會產生白粉？該如何消除呢？

入模時皂液溫度不夠或保溫不足。適度加熱可消除表面的白粉，例如用蒸氣或曬太陽。

Q9：可否用牛奶盒或其他器皿取代矽膠模？

可以，但要注意脫模的問題，牛奶盒脫模時可撕破，但其他器皿可能不易脫模，可在內壁掃上一層油再入模。

Q10：如何切出漂亮的手工皂？

切皂的刀身越薄越細越好，用鋼線刀效果最好。

Q11：如何分辨市售的手工皂是冷製皂還是熱製皂？

冷製皂表面光滑細緻，熱製皂表面粗糙。

Q12：為什麼要分洗澡皂、洗面皂和洗髮皂呢？能一皂三用嗎？

洗澡皂要較滋潤，洗面皂要用有美容功效的油脂，洗髮皂要較強清潔力。一皂三用就不能達到最佳效果。

Q13：手工皂的熟成日期是什麼？

熟成日期是冷製皂在脫模後晾皂、皂化完成可以使用的時間，通常是製作後 4 至 6 星期，pH 值 9 或以下。

Q14：手工皂要如何保存？

熟成後的手工皂要封好保鮮紙防止灰塵，及放在陰涼的地方保存。

Q15：手工皂的保存期限有多長？

大約一年左右，也要看配方和保存環境而定。

Q16：我的手工皂出現白斑點，是發霉了嗎？

應該不是，入模後保溫期間濕度高，水蒸氣在皂面形成水點，凝結處會產生白斑點，不過可以正常使用。

Q17：怎樣保存使用中的手工皂，令它可以更耐用？

最好是放入起泡袋使用，不但可快速起泡，使用後也能直接放在起泡袋內晾乾。另也可放在疏氣的皂架上保持乾爽。

手工皂
治療功效一覽

手工皂	針對治療／功效	適用肌膚	適用季節	皂性分類
艾草皂	舒緩濕疹、抗菌消炎、增強皮膚免疫力、平衡油脂	敏感肌 油性肌	夏季	洗澡皂
紫草皂	血熱型濕疹、暗瘡、尿布疹、主婦手、皮膚炎、燙傷、消炎、加速傷口癒合	敏感肌 乾性肌	秋冬	洗澡皂
金盞花皂	濕疹、舒緩痕癢、殺菌消炎、消腫	敏感肌 幼嫩肌	四季	洗澡皂
乳木果嬰兒皂	保濕力高、滋潤溫和、修復受損皮膚（嬰兒及孕婦適用）	敏感肌 幼嫩肌 乾性肌	四季	洗澡皂
馬賽皂	滋潤保濕、改善粗糙肌膚	敏感肌 乾性肌	冬季	洗澡皂
左手香皂	脂漏性皮膚炎、暗瘡、濕疹、粉刺、過敏、皮膚乾裂、頭皮毛囊炎、皮膚痕癢	敏感肌 乾性肌	夏秋	洗澡皂

手工皂	針對治療 / 功效	適用肌膚	適用季節	皂性分類
魚腥草皂	濕疹、暗瘡、真菌癬疥、消炎排膿	敏感肌	夏秋	
綠牛油果皂	舒緩濕疹、抗衰老、緊緻及修護肌膚、減淡乾紋（嬰兒及孕婦適用）	敏感肌 幼嫩肌 乾性肌	四季	
紅棕櫚皂	保濕、抗衰老、改善粗糙肌膚	敏感肌 乾性肌	冬季	洗澡皂
洋甘菊皂	濕疹、牛皮癬、暗瘡、消炎鎮定、發炎、乾燥脫皮	敏感肌 痘痘肌 油性肌	夏季	
金銀花皂	風熱型急性濕疹、消毒抗菌、修護肌膚	敏感肌	夏季	
抗敏潔面皂	抗炎、抗過敏、防皺紋、預防肌膚粗糙、美白保濕、改善粗糙肌膚	敏感肌	四季	潔面皂
茶籽洗髮皂	去頭油、止頭痕、防止頭皮、改善脫髮	敏感肌	四季	洗髮皂
咖啡洗髮皂	防止脫髮	敏感肌	四季	洗髮皂
椰子白家事皂	防敏感、主婦手	敏感肌	四季	家事皂

對抗濕疹：有機皂生活

作者
樹懶 × GreenSandy

編輯
Cat Lau

美術設計
陳玉菁

排版
劉葉青

拍攝場地提供
Farm Fresh 330・新生農場

攝影
Leung Sai Kuen

出版者
知出版社
香港鰂魚涌英皇道 1065 號東達中心 1305 室
電話：2564 7511
傳真：2565 5539
電郵：info@wanlibk.com
網址：http://www.wanlibk.com
http://www.facebook.com/wanlibk

發行者
香港聯合書刊物流有限公司
香港新界大埔汀麗路 36 號
中華商務印刷大廈 3 字樓
電話：2150 2100
傳真：2407 3062
電郵：info@suplogistics.com.hk

承印者
中華商務彩色印刷有限公司
香港新界大埔汀麗路 36 號

出版日期
二零一七年五月第一次印刷
二零一八年十月第二次印刷

Published in Hong Kong by Cognizance Publishing,
a division of Wan Li Book Company Limited.
ISBN 978-962-14-6385-2

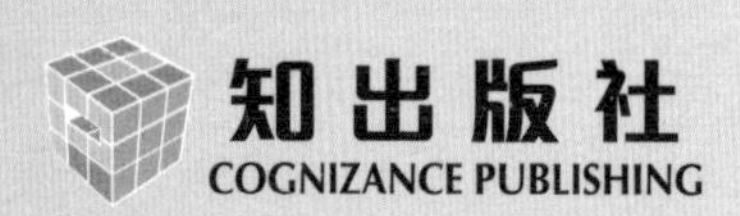

上架建議：(1) 生活百科 (2) 手工藝